PROLOGUE

2014年、食べるほどきれいになれる食事法として、インナービューティーダイエットを紹介した著書『美人はコレを食べている。』（大和書房）を刊行いたしました。たくさんの方に手にとっていただき、感謝の気持ちでいっぱいです。

この本がきっかけで、私が主宰するインナービューティーダイエット専門クッキングサロンに、多くの女性が足を運んでくださいました。

そんな女性たちとの初対面の日はいつもワクワクします。目の前の生徒さんたちが、これからサロンでの学びを通して自分を好きになり、食材の恵みに感謝できるようになるのを想像すると、うれしくなってしまうのです。そのサポートができることを本当に幸せに思います。

一方で、サロンに通いたくても通えない女性たちから「サロンではどんなことを教えているんですか？」と質問をいただきます。インナービューティーダイエットは、輝きたいと願う女性誰もが

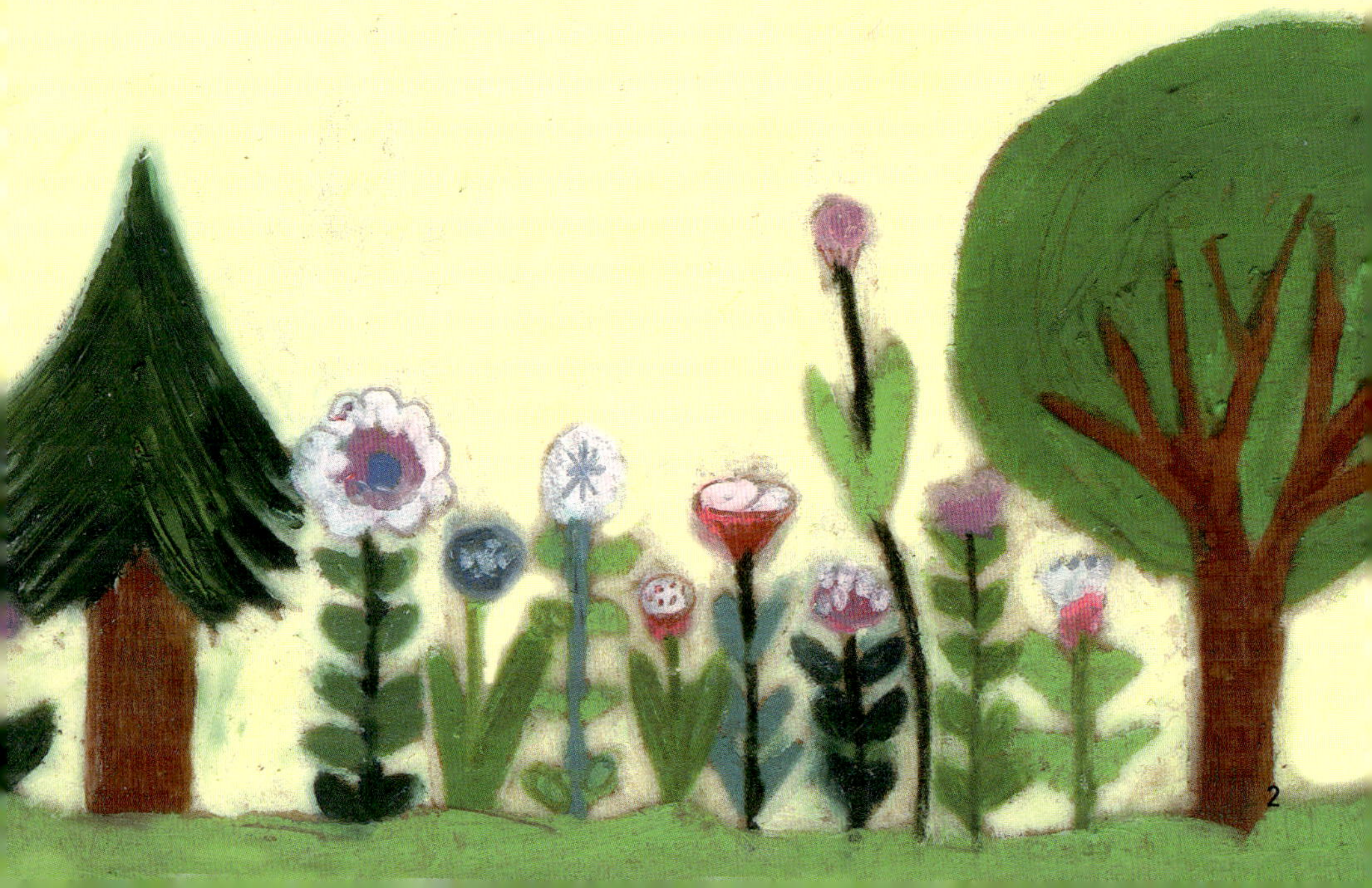

取り組める食事法。自分の力でなりたい自分を手に入れることができるのです。

そこで本書では、サロンで教えているレッスンの内容を初めて公開することにしました。レッスン1から読み進めることによって、サロンに通わなくても、ひとりで取り組めるように作られています。〝してはいけない〟というルールはなく〝体を想う〟という視点で楽しく食べものや調味料を選んでいくだけ。すると自然にスリムになり、心が満たされていきます。

インナービューティーダイエットはきっと、あなたの中に眠っている限りない魅力を引き出してくれるでしょう。

人生は希望に満ちています。なりたいと思い描く未来の自分は必ず手に入ります。さあ、無限の可能性に向かって一緒に歩き出しましょう。この本が、毎日一生懸命がんばるあなたの心と体を癒やすものとなり、新たな一歩を踏み出す力になりますことを心から願っています。

木下あおい

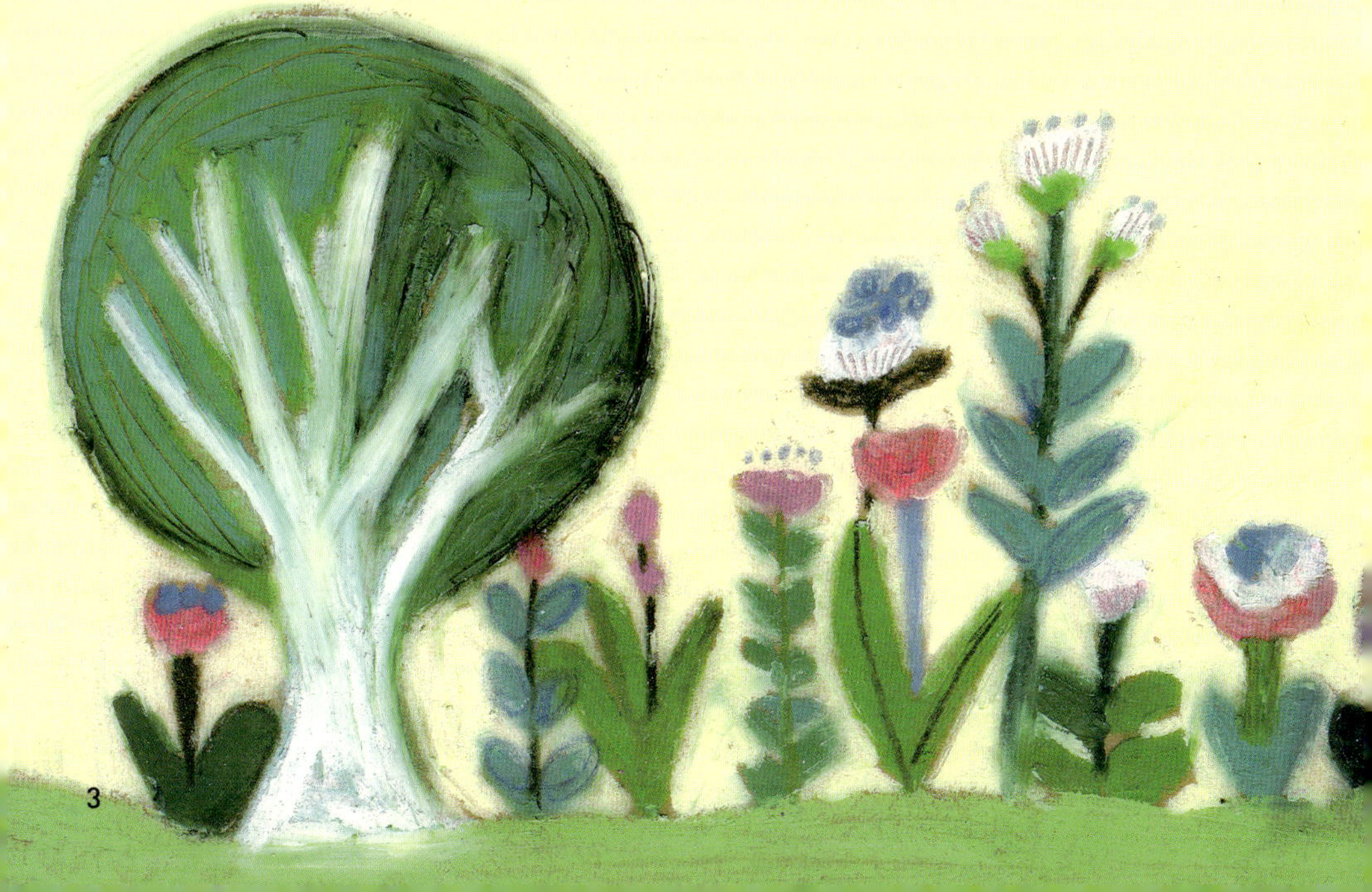

CONTENTS

LESSON 4

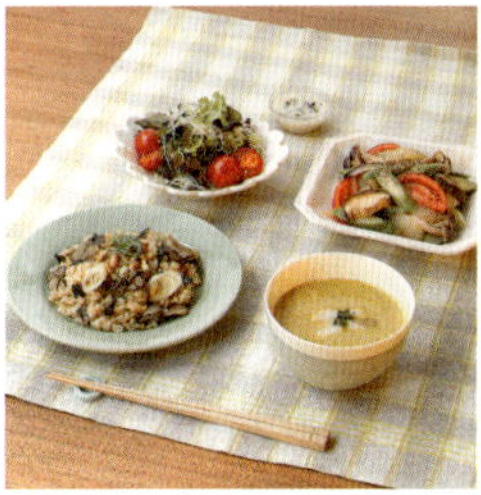

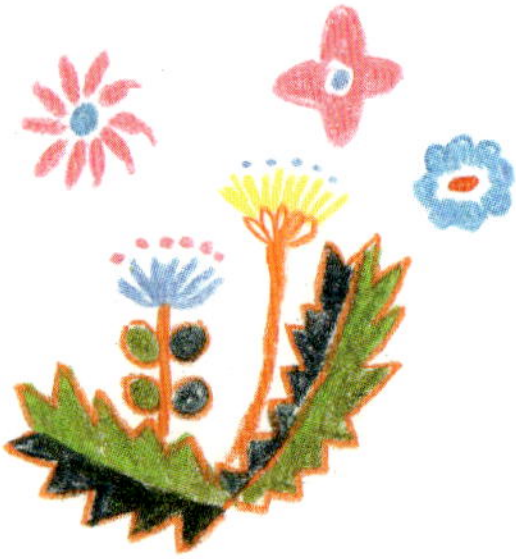

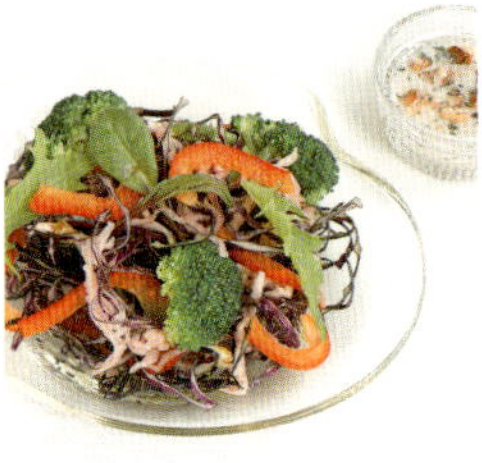

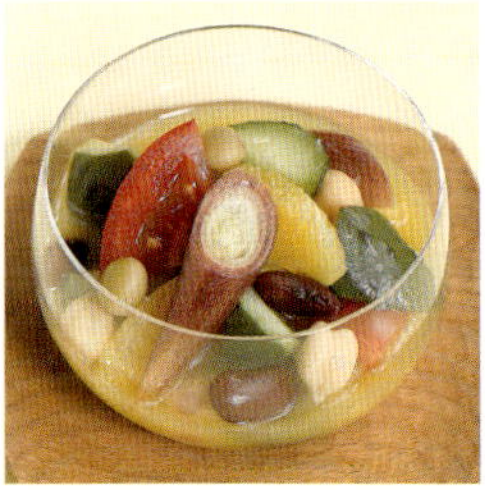

LESSON 1

自分を信じれば必ず変われる

綺麗になる準備を始めましょう！

ダイエットを始める前に
まず整えたいのは自分の気持ち。
この章ではサロンで実際使っている
チェックシートを用いて、
今の自分を見つめ直し
なりたい未来を思い描きます。

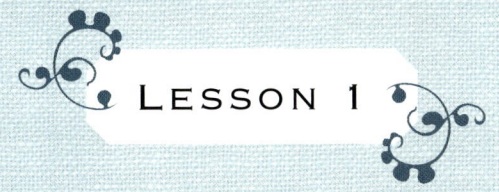

Check it!

今のあなたの心と体の状態をチェック

普段のあなたは、どんなことを考えているでしょうか？
次の10項目に当てはまるものがあったらチェックをしてみましょう。

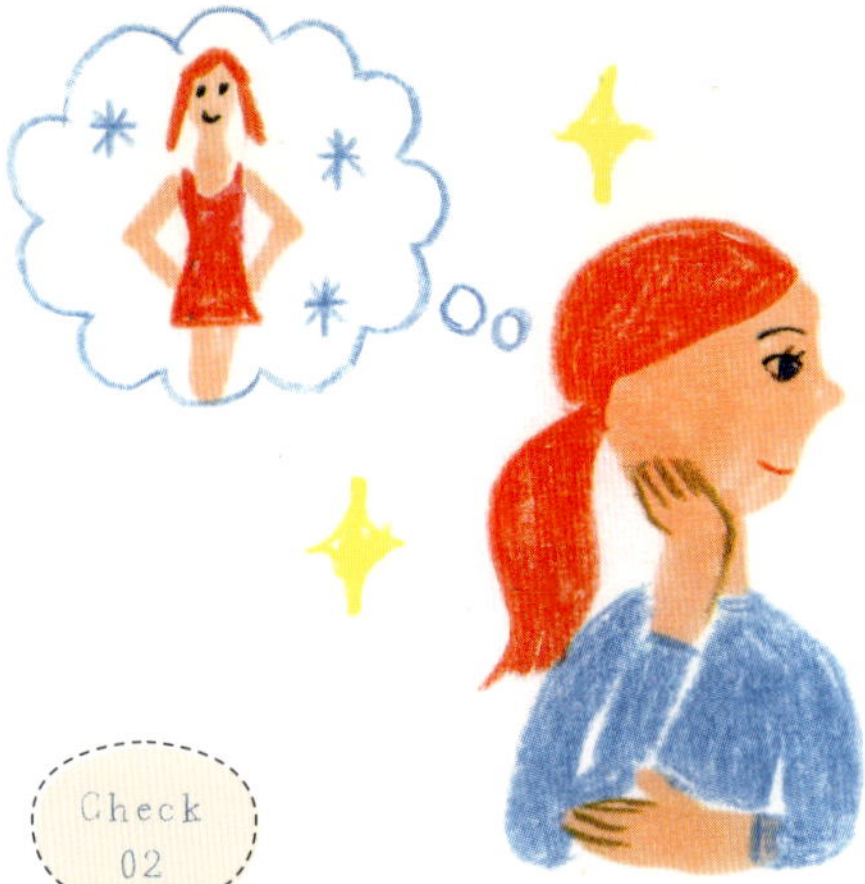

Check 01

□ 自分にもっと自信をつけたい

Check 02

□ おしゃれが楽しくなるスリムなボディになりたい

Check 03

□ 年齢不詳と言われる美肌になりたい

Check 04

□ ノンストレスなのに結果がでるダイエットをしたい

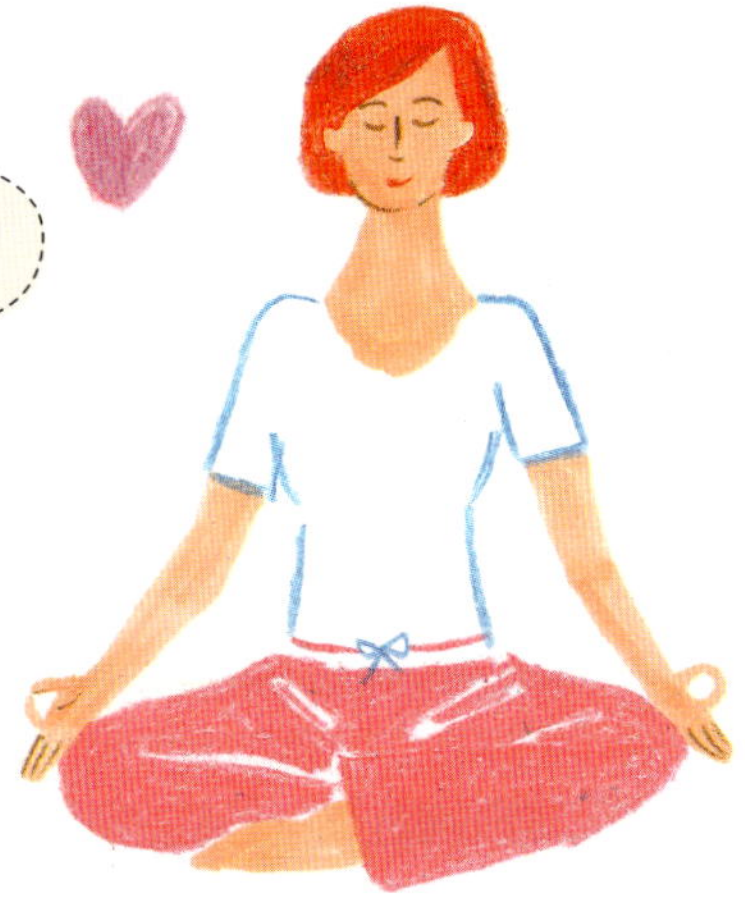

Check 05

□ いつも元気で健康的な女性になりたい

Check 06

□ ハードな運動をしないで
体重を落としたい！

Check 07

□ スイーツやお酒を
がまんしたくない

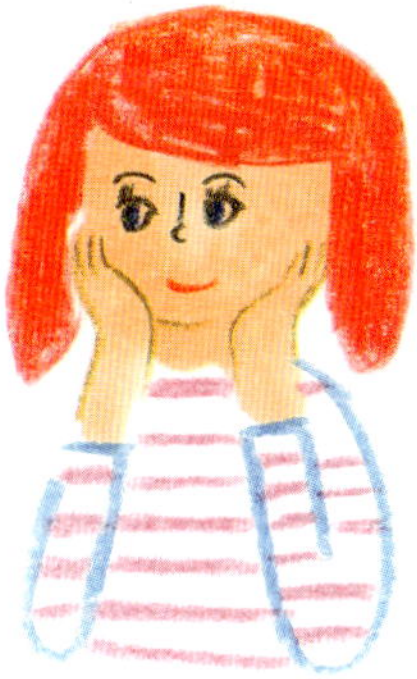

Check 08

□ もうダイエットで
失敗したくない

Check 09

□ もっと人生を
輝かせたいと思っている

Check 10

□ きれいに生まれ変わって
モテる女子になりたい

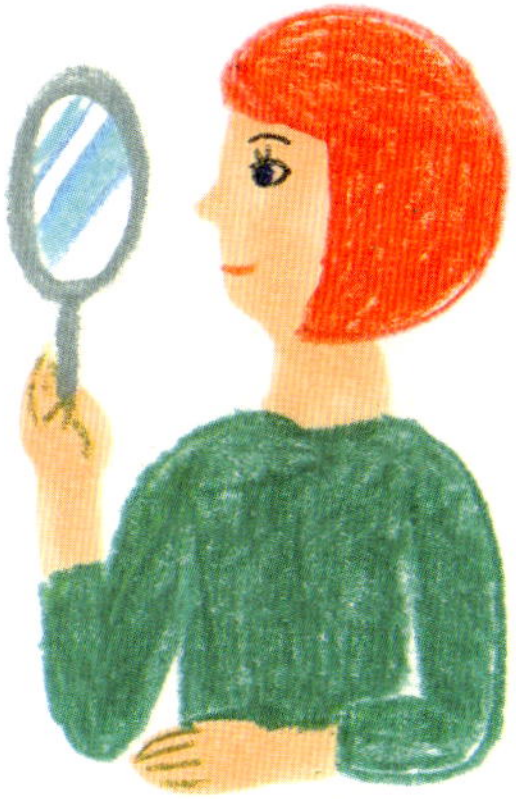

これらの項目をすべて叶えてくれるのが

“**インナービューティーダイエット**”。

何歳からでも自分を変えることができるのです！

Let's change!

将来なりたい自分を思い描いて

自分の心を整理して未来の姿を明確にできると、美人への道がひらけていきます。今の自分に向き合って、思ったことを素直に書き込んでいきましょう。

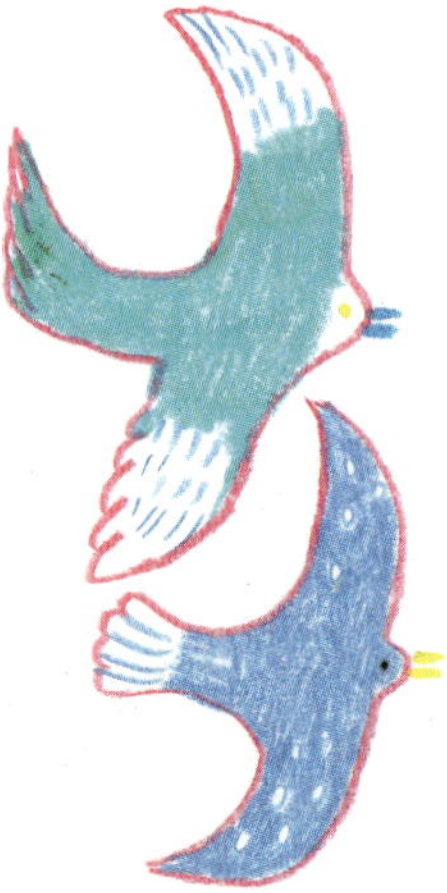

あなたの思う「美しさ」とはどんなことですか？

例 心と体の調和がとれている、いつも楽しそうにしている

あなたの思う「幸せ」とはどんなことですか？

例　心が満たされている、自分のことを好きでいられる

将来こんな女性になっていたいと思う姿は？

例　いつも笑顔、人気者、周りから信頼されている

10年後、あなたはどんな容姿になっていたいですか？

例　肌に透明感がある、笑顔が輝いている

理想の自分になるためにやってみたいこと、挑戦したいことはどんなこと？

例　英会話、ダンス、ウォーキング

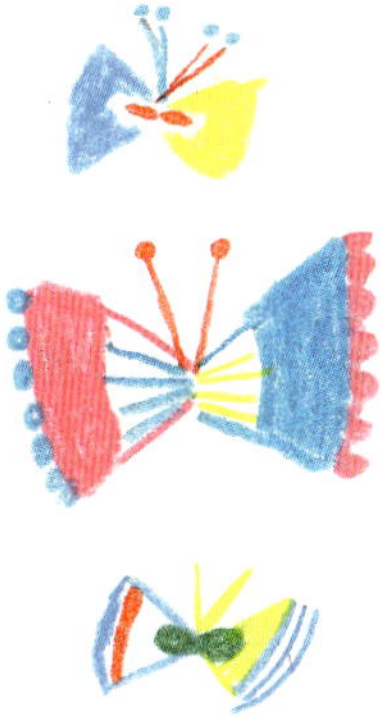

10年後、あなたはどんな心の状態でいたい？

例　毎日幸せを感じられる

その頃の仕事や趣味は？どんなことに夢中になっていますか？

例　ボランティア、社会貢献など

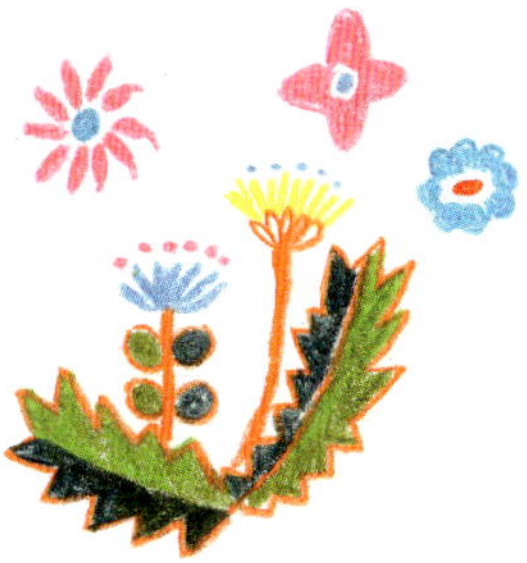

Let's try

3カ月後、生まれ変わった自分をイメージ

ダイエットの結果が出やすい3カ月後、あなたはどんな姿になっていたいでしょうか？
そのためにするべきことはなんですか？　思いついたことを書いていきましょう。

理想の私

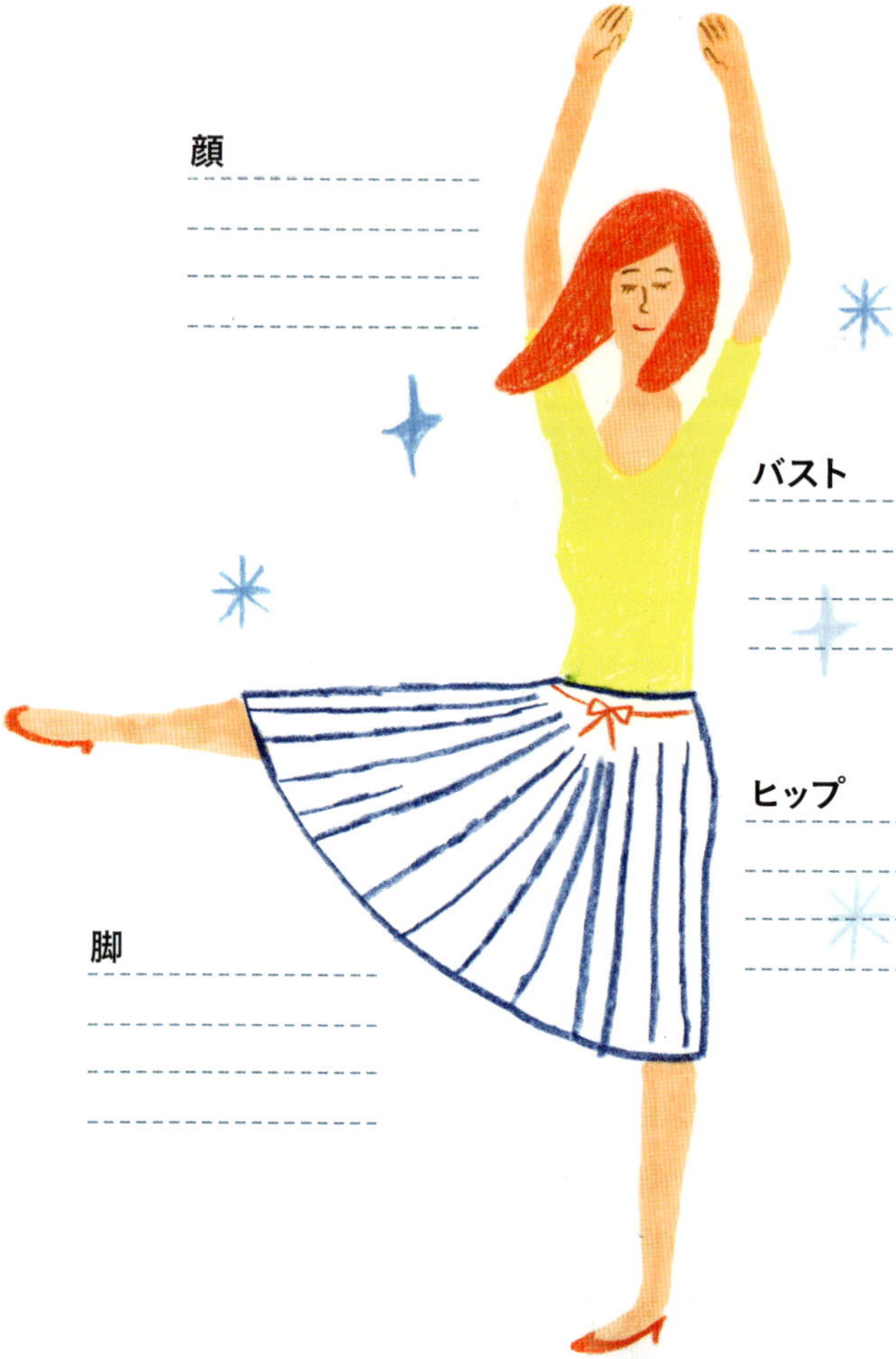

ヘアスタイル

顔

バスト

ヒップ

脚

心の状態

体の状態

3カ月後の「なりたい自分」を遠ざけている今の自分の状態を書き出してください

1.

2.

3.

それを改善するために今日からできる具体的なことは？

1.

2.

3.

心の中を整理して自分の気持ちを書き出すことで、
決意が固くなりダイエットが成功しやすくなります。
P10〜13はコピーして持ち歩いたり、
スマホで写真を撮っておいたりして、
ダイエットでくじけそうなときに見返しましょう！

Let's start

インナービューティーダイエットを始めよう

心が整って自分の未来にワクワクし始めたら、ダイエットの始めどき。

ここでは、インナービューティーダイエットがもたらすうれしい変化を紹介します。

インナービューティーダイエットとは？

インナービューティーダイエットは、食事を整え、体の内側からきれいにしていくダイエット法。

〝腸をきれいにする〟をキーワードに、ナチュラルでエネルギーのある食材を選んで積極的に摂ることで、細胞や血液がどんどん美しくなっていきます。

また、丁寧な食生活を送ることで自然に心が満ち足りていくので、幸せな気持ちでいっぱいになるのです。

Point 01

インナービューティーダイエットは一生楽しく続けていける食事法

このメソッドを実践すると、心と体が幸せになる食事の仕方が身につきます。制限することやツラいことがないので、毎日の食事を楽しみながらダイエットを続けることができます。

Point 02

食を通して心が穏やかになるので幸福感でいっぱいに

体にいい食事を丁寧に作っていると“自分の体を大切にしている”と実感がわいてきます。さらに、なにかがうまくいかずモヤモヤしているときでも、よくかんで食べることによって、心に安定がもたらされます。

Point 03

お金をかけずに誰よりもスリムに

毎日の食事を見直し、体にいい食材を選んで調理するだけなので、ダイエットグッズなどを買う必要はありません。少額の食費だけで気軽にダイエットをスタートできます。

Point 04

細胞や血液が美しくなるので見た目にとらわれない自信がつく

本書で紹介する方法で食を変えると細胞や血液がきれいになります。これから年を重ねて外見が衰えてしまったとしても“私は細胞や血液が美しいから大丈夫”と自信を持っていられます。

Point 05

人生を明るくチェンジすることができる

自分の人生を変えたいと思う人こそ、インナービューティーダイエットで自信をつけるべき。自信がつくと自分を肯定できるようになり、希望や前に進むエネルギーが湧いてきて人生が輝き出すのです。

Point 06

自分だけではなく、友達や家族を幸せで包んであげることができる

正しい食の知識をつけて幸せになれたら、友達や家族に教えて。ムリなくスリムになれること、肌が美しくなること、メンタルが整うこと、体が健康になること。たくさんの幸せをみんなで共有できます。

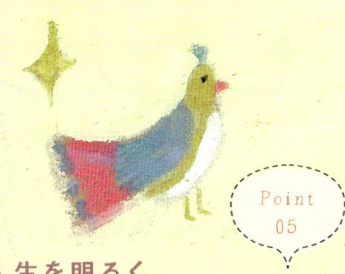

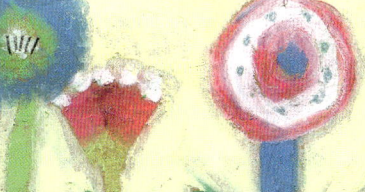

Column 1

木下あおい
食と私のバイオグラフィ

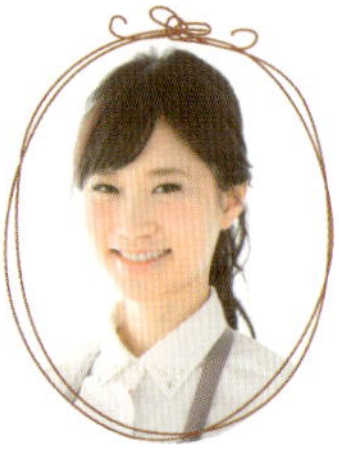

〈モテ願望が強かった!?　小学生編〉

私がどんなふうに食と関わり、成長していったかをご紹介。
まずは小学生時代にタイムスリップします！

小学生時代の私は、〝誰よりもモテたい〟〝かわいいと思われたい〟という願望がとても強い女の子でした。その半面、この頃から食べることへの執着心がひと一倍強く、おやつの時間になると、率先して取り分け係になり、姉や弟のお菓子より自分の分を多めにしていましたね（笑）。それでも、休み時間や放課後にめいっぱい体を動かしていたこともあって、体型で悩むということはありませんでした。

毎日の食事は、母が外で働いていたので、祖母が作ってくれていたんです。メニューは肉と野菜の入った、ごく一般的な家庭料理を食べていました。

実はこの頃、成績はオール5で、医師を目指したけれど叶わなかった祖父のかわりに、将来は人の役に立つ医師になりたいと思っていました。いつしか目指すことをやめてしまいましたが、食を通して、体質を改善し、健康に導くという今の仕事は、当時の夢に近づけているのかもしれません。

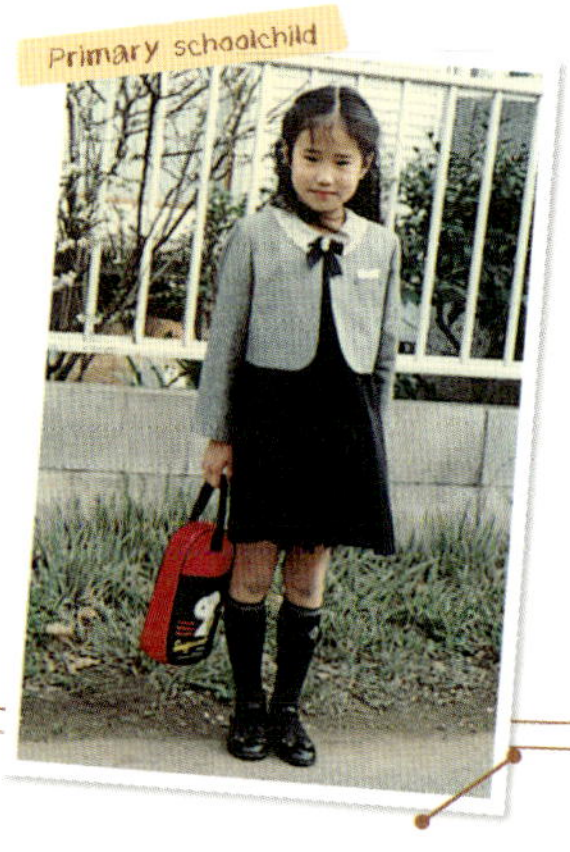

LESSON 2

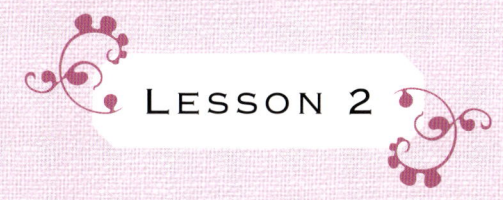

いつまでも美しさをキープする

食の意識革命

カロリー制限や糖質抜き、単品ダイエットなど……
心と体によくないダイエットの情報は即リセット。
きれいにやせるための正しい食事の基礎になる
インナービューティーダイエットの知識を学びましょう！

POINT 1

綺麗になるために
おぼえておきたい基本の栄養学

食べるものできれいになれるのは、
食材に含まれているさまざまな栄養素のおかげです。
美しくなるための代表的な成分を知っておきましょう。

美人へと導く6つの成分

ミネラル

代謝を円滑にするほか、タンパク質とともに体を作ります。青菜に含まれている豊富な鉄分やカルシウムは血液や骨を作る働きがあります。

ビタミン

炭水化物や脂質から摂取したエネルギーを体のすみずみまで届けます。特に色が濃い野菜に豊富なビタミンCはコラーゲン生成の材料となるので美肌に不可欠。

タンパク質

細胞を作るのに必要な、魚や肉、大豆製品などに含まれるタンパク質。不足すると不調を感じやすくなるほか、肌のハリや潤いが失われます。

脂質

生の良質な油は体のあらゆる細胞膜を作る材料になり、肌の弾力や髪の潤いを保つのに欠かせません。ただし質の悪い油は細胞を酸化させるので、要注意。

フィトケミカル

カラフルな野菜の色や香り、苦みなどが持つ化学物質。トマトのリコピン、ニンジンのカロテン類などのことを指します。アンチエイジング効果が期待できます。

食物繊維

腸内の老廃物を排出します。旬の野菜に多いのがデトックス効果のある不溶性食物繊維。海藻に豊富なのが腸内環境を整える水溶性食物繊維。ともに摂取しましょう。

＊波線部分の食材をバランスよく摂ると美しさが確実に手に入ります。

目的を持って栄養素を摂取することがきれいへの道

　私たちの体は約60兆個とされる莫大な数の細胞からできています。そしてそのひとつひとつを作っているのが、毎日摂取している食べものに含まれる栄養素です。つまり体の内側から美しくなるためには栄養素を意識し、不足しているもの、摂り過ぎているものを知って適切なタイミングで摂取することが大切なのです。

　生きていくために必要な三大栄養素といえば、炭水化物、タンパク質、脂質。この3つがエネルギー源となったり、体を作る材料となったりします。ただしこれらの栄養素が体内で十分に働くためには、代謝を円滑にするビタミンやミネラルが必要です。また、必要な栄養素を体内に吸収し、余分なものを体外に排出させるためには食物繊維が欠かせません。このように栄養素はバランスよく摂取することが重要なのです。

　特に美しくなるために意識して摂りたいのが、タンパク質、ビタミン、ミネラル、脂質、フィトケミカル、食物繊維です。ダイエット中は不足しがちなので、それぞれの作用を理解し、積極的に摂るようにしましょう。

〈栄養学の豆知識〉
質のいいタンパク質の見分け方

ダイエットをしていると肉類を控えがちになりますが、満足感を得やすい肉を無理にガマンする必要はありません。大切なのは肉が続いたら魚を食べるというように、タンパク質源となる肉、魚、大豆をバランスよく食べることです。さらに意識したいのが肉の選び方。肉の脂は時間が経つと酸化していくので、なるべく鮮度が高いものを選ぶことがポイント。牛肉は鮮紅色、豚肉はピンク色、鶏肉は皮と脂に透明感があるものを選びましょう。ひき肉はお店に並ぶ段階ですでに加工されてから時間が経っているため、酸化が進んでいる可能性が大きいので要注意。白いにごりがなく、きれいなピンク色で、パッケージに油がついていないものは新鮮なので、選ぶときの参考にしましょう。

POINT 2

美人はこうして作られる 学んでおきたい体のしくみ

美人になれるかどうかを決めるのは“食べもの”。
きれいを作るための体のしくみを知っていれば、
今自分に必要な食べものがわかってくるはずです。

Keyword 1

太りにくくなるには微量栄養素の摂取がきれいの決め手

野菜や海藻でエネルギーを消費しやすい体に

エネルギーを代謝するのに必要なのが「微量栄養素」。体内に微量栄養素がなければ摂取したエネルギー源が消費されにくく、一部は脂肪となって体についてしまい、太りやすくなるというわけです。

微量栄養素とは、ビタミンやミネラルのことを指しますが、体内ではほとんど作れないため、食べものから摂取しなければなりません。

ビタミンやミネラルを豊富に含むのは、野菜や海藻、玄米など。特に旬の野菜は栄養価が高くなります。これらを毎食のように食事のメニューに取り入れて食べるほど、やせやすい体になっていくのです。

また、微量栄養素の不足は、気持ちを不安定にしたり、肌の質を低下させたりすることにもつながります。

CHECK!

微量栄養素がきちんと摂れているか毎日チェックしよう！

- □食事の半分以上は野菜を食べている
- □カラフルな野菜を摂るように意識している
- □1日1回は海藻を摂っている
- □旬の野菜をひとつは取り入れている

Keyword 2

腸をきれいにするとダイエットは必ず成功する

〝腸が汚れている〟と肌の質が低下し美しくやせられない

やせて美しくなるために不可欠なのは、腸がきれいなことです。腸の代表的な働きは、摂取した栄養素を吸収して余分な老廃物を体外に排出すること。どんなに栄養価が高いものを食べても、腸が汚れていると吸収されません。さらに腸で吸収された栄養素は全身の血液循環に乗り、エネルギー源として使われます。つまり**腸が汚れていると血流が悪化し、新陳代謝が悪くなるのです。**また腸に老廃物が残ることで発生した有害物質は、血液に乗って全身をめぐります。血液が汚れると肌がくすむなど、肌の質が低下するのです。

また若々しさにつながる免疫細胞は約70%が腸にあるといわれています。腸をきれいにすることは免疫力を高めることにもつながります。

そして驚きなのは、幸福感をつかさどる脳内物質の90%は腸で作られていること。毎日幸せを感じるためにも、腸内環境を整えることが大切なのです。

腸が汚れる原因は、極端なダイエットや連日の外食など、バランスの乱れた食生活。乱れた食生活によって増えた腸内の悪玉菌が腸内をアルカリ性にして、有害物質を発生させます。一方善玉菌は腸内を酸性にし、悪玉菌の影響を抑えます。善玉菌を増やし、悪玉菌の影響を抑えるためには、食生活が重要なポイント。腸を酸性に保つ発酵調味料や、善玉菌のエサとなる食物繊維を意識した食生活が腸をきれいにするのです。

CHECK!

腸がきれいになる食事ができているか毎日チェックしよう!

- □両手いっぱい分の彩りのいい野菜を食べている
- □サラダや味噌汁に海藻を入れている
- □季節に応じてタマネギ、アスパラ、ゴボウを食べている
- □発酵調味料を食事に取り入れている

Keyword 3

誰にも負けない
きれいな血液が
最大の自信になる

血液をきれいにするためには腸のデトックスから

どんなに顔だちがきれいに整っていても肌の状態が悪ければ美しいとはいえません。そんな肌の質に直結するのが血液の質です。

血液の質を高めていくために、まず始めなければならないのが、腸内をきれいにすること。腸がきれいであればあるほど血流がよくなり、酸素や栄養素をたっぷり含んだきれいな血液が全身を流れます。

腸をきれいにするには、腸に溜まった老廃物を出すことが第一歩。食物繊維が豊富で整腸作用が高い野菜や海藻を積極的に食べるのがおすすめです。

食生活にこだわって血液の質をよくすることは、メンタル面にもいい影響を及ぼします。美しさを外見だけに求めると老化や顔だちなど、努力だけではどうしても越えられない壁が出てきて、苦しくなってしまい、ダイエットが継続しにくくなってしまいます。

それよりも目に見えないものに価値をおき、自炊をしてきちんとした食生活を送っていれば『私の血液は誰よりもきれい』と強い自信を持つことができます。ダイエットは気持ちをハッピーに保つほど結果が出やすいもの。**自分に対してゆるぎない自信を持つことができれば、ダイエットは成功しやすく継続可能なのです。**

そのためにも食べものを選ぶときは〝血液をきれいにするかどうか〟ということを基準にしていきましょう。

CHECK!

血液レベルから美しくなるために心掛けたいこと

- □内側の美しさこそ本物だと思っている
- □外見よりも血液を美しくすることを目指している
- □忙しいときこそ食事を整えている

Keyword 4

かむことで増える やせホルモン& 若返りホルモン

かめばかむほどダイエットは成功しやすくなる

美しくなるために必ず意識したい食べ方が「よくかむこと」。それにはさまざまないいことがあります。

まず食べものをかむと脳が刺激され、ヒスタミンという脳内物質が分泌します。ヒスタミンは満腹中枢を刺激し、「お腹いっぱい」と感じさせ、自然に食事量を抑えることができるのです。加えてヒスタミンには、内臓脂肪を分解する働きもあるのです。

さらにかむことで分泌される唾液の中にはパロチンと呼ばれる老化予防のホルモンや成長ホルモンが含まれています。食べものをたくさんかむほど唾液中のホルモンは血液を介して全身をめぐり、体中の細胞を若返らせるのです。

また成長ホルモンには気持ちを安定させる作用もあります。気持ちが安定している人ほど、丁寧に料理や食事ができるもの。すると自然にバランスのとれた食生活を送れるようになっていくのです。

そして、よくかんで食べものの細胞を壊すことで栄養を体内に吸収しやすくなります。そのうえ、よくかむことで内臓が活発に動き、エネルギー消費量がアップしていくのです。さらに、かむときは口の周りの筋肉を使うのでシワ予防や小顔効果も期待できるなど、かむことは美容にとっていいことづくめ。

「かめばかむほど美しくなる」と意識して食事をする人ほど、ダイエットは成功すると心得ておきましょう。

CHECK!

落ち着いてかむことができているか毎日チェックしよう!

- □美しい姿勢で食べている
- □食べる前にひと呼吸置いている
- □食べものを一度口に運ぶたびに箸を置いている
- □50回を目安にかんで食べている

すぐに結果が出た人はやっている！

綺麗になれる食べ方６カ条

インナービューティーダイエットで提案する食べ方は
誰にでもできるとても簡単なもの！
実践すると、体や肌が変わっていくのを実感できるはず。

1

青菜をたっぷり食べる

青菜に含まれているクロロフィルという成分には、体内の毒素を排出する作用があります。毎食意識して食べるようにすると、便秘が解消され、吹き出ものがなくなり、肌が目に見えて変わるのを実感できます。春は菜の花、夏はモロヘイヤなど、栄養価が高い旬の青菜を食べるようにしましょう。

2

夜は特にタンパク質をしっかり摂る

タンパク質は肌、髪、爪など体のすべての細胞を作る働きがあるので、不足しないように心掛けたいもの。細胞は就寝中に修復されるので、朝食と昼食は摂れなくても、夜には食べることを意識しましょう。外食で肉を食べすぎた日は野菜をしっかり摂り、同じタンパク質でも豆腐や納豆にするなどの調整を。

3

食事の最初に食物繊維を食べるようにする

腸にたまった老廃物を排出し、腸内環境を整える作用がある食物繊維は毎食摂りたい栄養素。さらに、摂取した食物繊維は腸にバリアを張り、糖質の吸収を抑えます。このため、食物繊維を豊富に含む野菜や海藻は食事の最初に食べましょう。その後の糖質の食べすぎを防ぐ効果もあります。

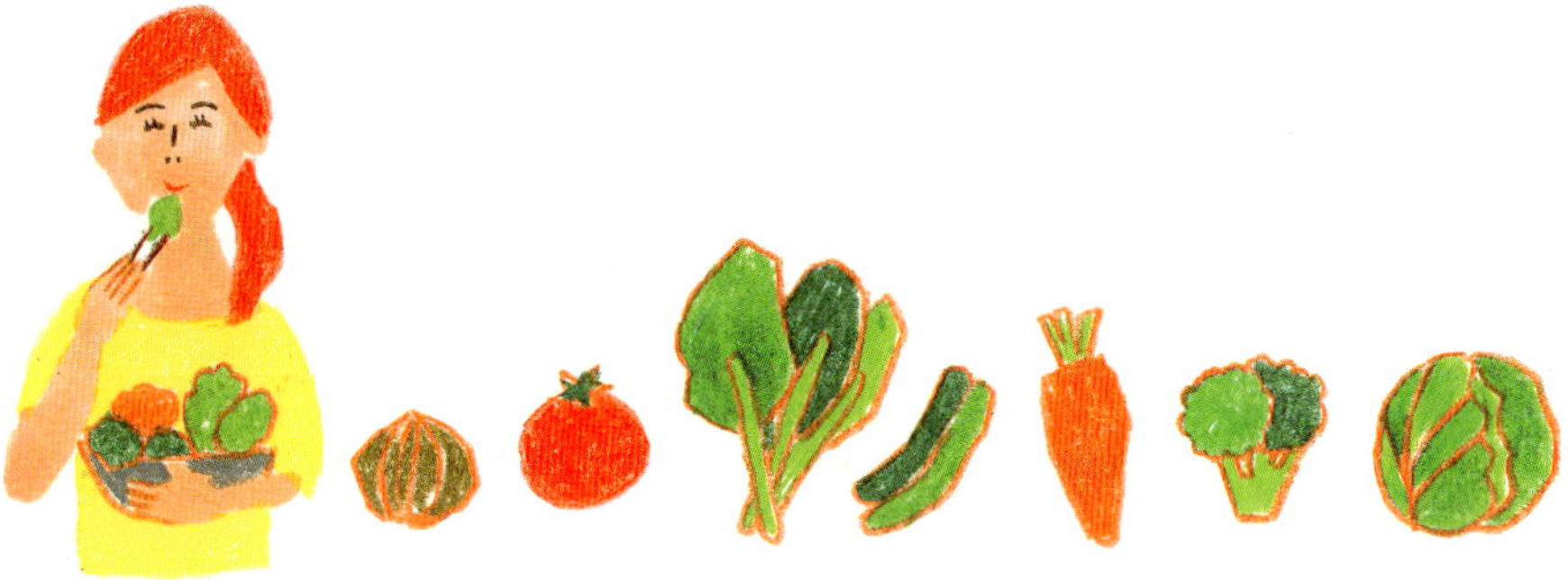

4 食べものをとにかくよくかむ

満腹感を感じやすく、食事中のエネルギーを多く使うなど、よくかむことはダイエットにつながります。実際に多くかんでいる人ほど、ダイエットは成功しやすく、ゆっくりかむ時間がない人は結果が出にくいもの。 50回以上かむのが理想ですが、回数にとらわれず「かめばかむほどお得」と考えて。

5 美しく食べることを意識する

女性らしく美しい食べ方は、ダイエット成功のカギ。意識したいのは背筋を伸ばして食べることです。すると呼吸が深くなり自然と気持ちが整い、ドカ食いを抑えることにつながります。次におすすめなのが箸置きを使うこと。口に食べものを運んだらいったん箸を置くことで、よくかむ時間を作れるのです。

6 カラフルな色の食材を選ぶ

食材に含まれる栄養素やその効能を毎食考えるのは難しいもの。そこで意識したいのは、食卓がカラフルになるように新鮮な旬の食材を選ぶこと。赤や緑、オレンジなどの食材は栄養価が高く、色を意識するだけで体にいい食事ができます。食卓にカラフルな食材が並んでいると、楽しい気分にもなるものです。

もっと知りたい！

インナービューティーダイエットQ&A

食事制限のダイエットとは考え方が異なるインナービューティーダイエット。なぜ、やせてきれいになれるのか、疑問を解決していきましょう。

Q1 インナービューティーダイエットには決まりごとがないって本当ですか？

決まりごとはなく、なにを食べてもＯＫです。ただし、食べる前にこの食べ物は自分を美しくしてくれるものかどうか、という視点を常に持って食材を選ぶようにしましょう。

それでもがまんできず、体によくないものを食べてしまうこともあるはず。そんなときは翌日にメンテナンスをすれば問題ありません！

＊メンテナンスについてはP86で紹介しています

Q2 ダイエット中にお腹いっぱい食べてもいいですか？

腹8分にしておいたほうがダイエットには効果的で、食後に満腹で頭がボーッとしたり、体がだるくなったりするのを避けられます。

でもインナービューティーダイエットでは、満腹になるまで食べても大丈夫。ただし必ずよくかむこと。実はよくかんでいれば、満腹感を得やすいので、食べ過ぎることはなくなるのです。

Q3 きれいになるための近道を教えてください

きれいになるための第一歩は、腸をきれいにすること。腸をきれいにするためには腸内の善玉菌を増やすことが重要ですが、体内で善玉菌に変わるのが発酵食品。発酵食品にはさまざまなものがありますが、毎日必ず食べる、味噌やしょうゆなどの発酵調味料を上手に取り入れると、効率的にきれいになれるのです。

＊発酵食品についてはP40で紹介しています。

Q4 野菜があまり得意ではない人でもやせることはできますか？

例えば冬にキュウリを食べてもあまりおいしくありません。野菜が好きではない人は、旬の野菜を食べていないのかも。旬の野菜は栄養価が高いだけではなく、おいしいものです。

多少ほかのものより値段が高くても、こだわって野菜を選ぶことはきれいになる近道。高い美容液を買うのに比べたら経済的で効果的なのです。

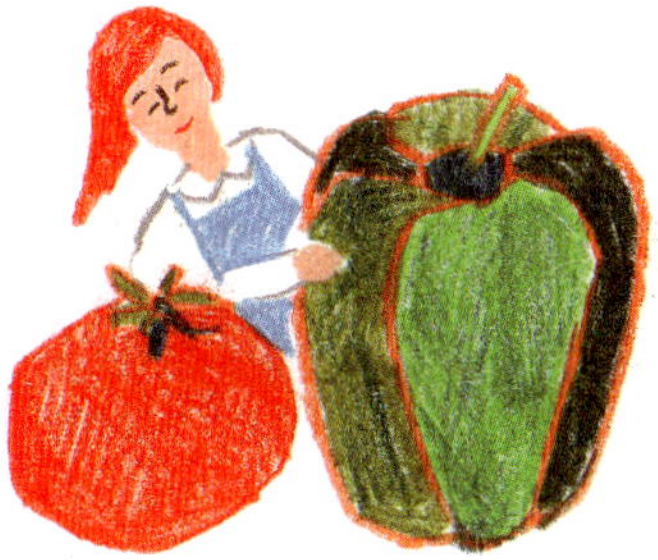

Q5 インナービューティーダイエットで心も整うって本当ですか？

本当です。インナービューティーダイエットの基本はよくかむこと。よくかむとイライラしていても、自然と気持ちが落ち着いてきます。気持ちが整うと食事も整えようという気になってくるものです。また気分が不安定なときこそ、きちんと自炊すると精神が安定します。気持ちが整っている人は、それだけで美しく見えるものです。

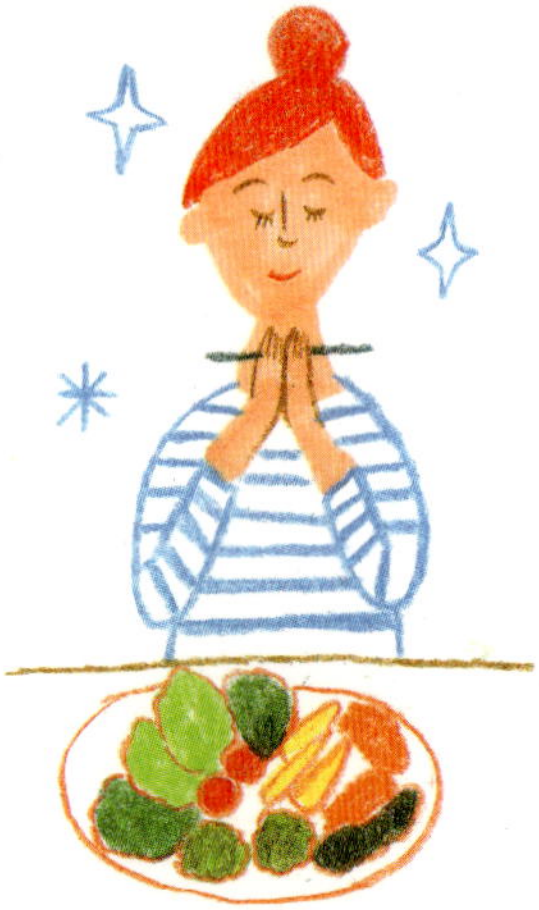

Q6 食べれば食べるほど美人になれる食材を教えてください

自然の恵みによって生きている食材、つまり野菜と海藻です。野菜と海藻は、自然界の中でたくましく育ちます。野菜や海藻を食べるということは、それらが持つパワーをいただくということ。人工的に加工されているものほど、そのパワーはなくなるのです。自然の恵みに感謝し、よくかんで食べることが美人になる秘訣です。

Q7 パンやごはんなどの炭水化物との上手な付き合い方を教えてください

炭水化物は食べ過ぎると太る原因になり、やせたければ炭水化物を完全に食べないようにすると体重は落ちます。けれども極端に制限すると便秘のほか、ホルモンバランスが崩れて月経不順などを引き起こすことも。体重を落とすことを目的とするなら、活動量が多い昼食でしっかり炭水化物を摂り、夜だけ抜くと体重に動きが出てきます。

Q8 体に毒になる食べものはありますか？

人工的に加工され、素材の力がなくなってしまったものです。具体的にはチョコレートなどのお菓子、酸化した油を使った揚げもの、精製された小麦を使ったパスタやパンなどです。

そして最も毒になるのは、こうしたものを食べて後悔することです。後悔しないためには食べる前に「これを食べて自分は幸せになれるのか」と考えてみて。

Q9 食後にデザートを食べたくなったらどうしたらいいですか？

「5分後に食べよう」と決めて、少し待ってみて。待つ間にネットを見たり、スマホをいじったりしているうちに、食べたくなくなる場合があります。それでも食べたければ食べて、翌日メンテナンスしましょう。

ナッツや甘味のある野菜ジュースなど、代用できる食べ物はないかいったん考えてみるのもおすすめです。

Q10 お酒を飲んでもいいというのは本当ですか？理想的な飲み方を教えてください

お酒が好きなら飲んでもOK。糖度が高いカクテルや梅酒、ビールよりも蒸留酒や赤ワインを飲むのが理想的。お酒は外食のときに飲む機会が多いものですが、外食のときは人に見られていることを意識して、女性らしく美しくふるまうと、自然と飲み過ぎや食べ過ぎを防げます。ヒールをはいてスカートで行くのもおすすめです。

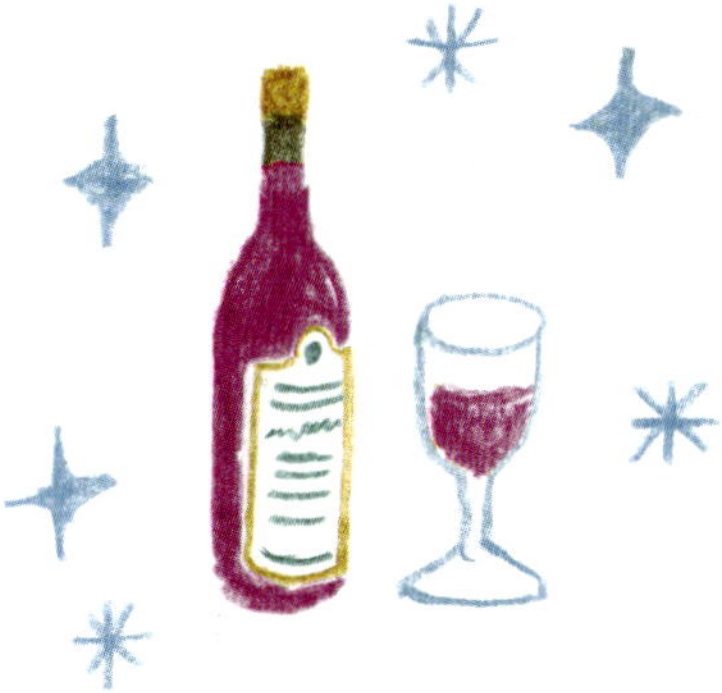

美肌をうばってしまう
残念な食べもの

潤いやハリのある美肌を手に入れるためには、
肌に効果的な食材を摂るだけではなく、
肌に毒となる食べものを体に入れないことも大切です。

時間が経ち酸化した油や精製された砂糖、小麦は肌トラブルの原因に

吹き出ものができていたり、カサカサになっていたり、肌にトラブルが起きていたらまず、食生活を見直しましょう。美肌を妨げる食べものを摂り過ぎている可能性が高いからです。

美肌を妨げる代表的なものが、酸化した油と精製された砂糖。酸化した油は、体内に大量の活性酸素を発生させ、シミやシワの原因となるだけではなく、体中の細胞をどんどん老化させていきます。揚げものは、揚げてから時間が経つほど油が酸化し

〈なるべく避けたいメニュー〉

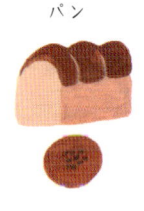

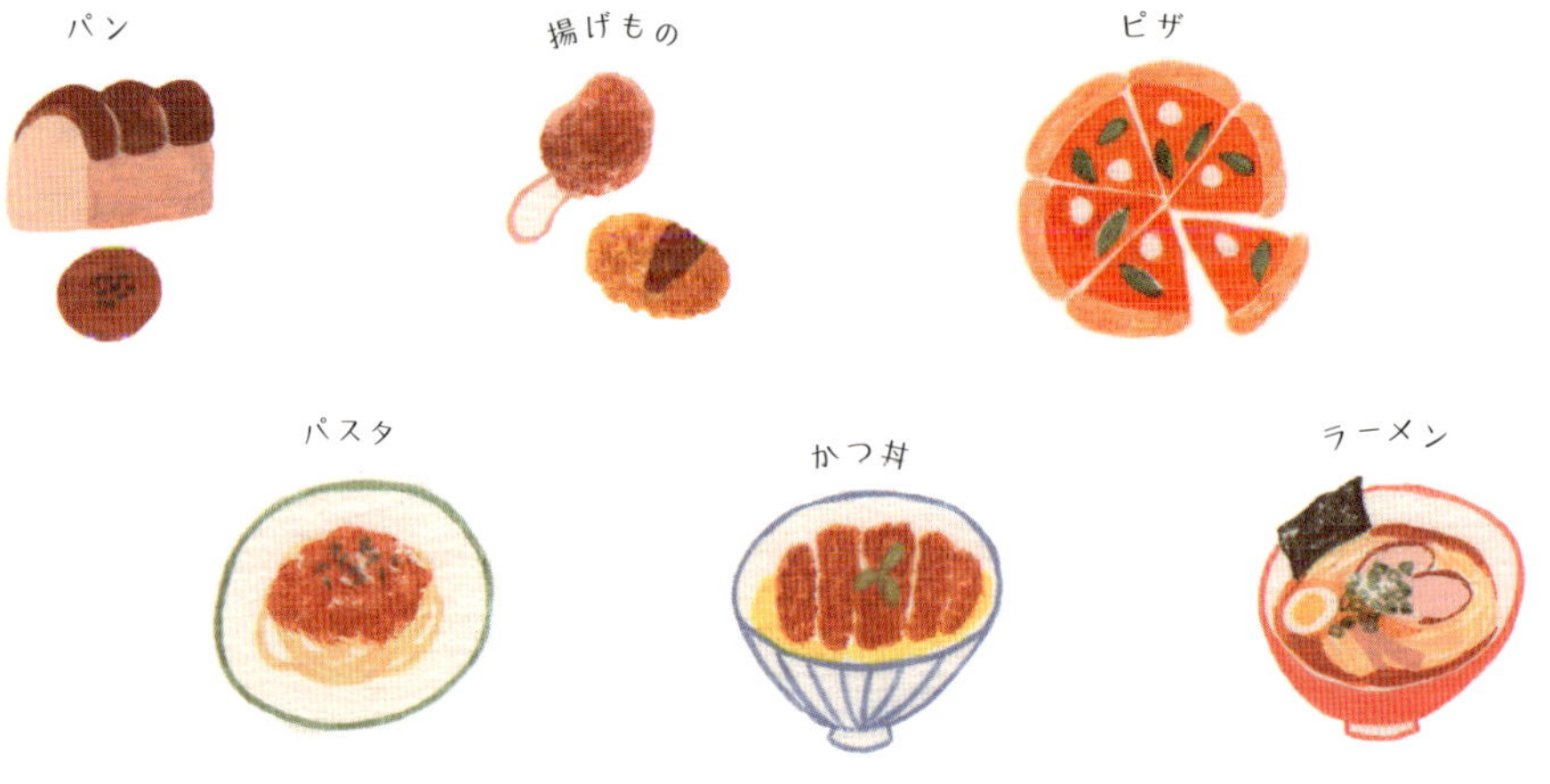

ていくので、スーパーなどのお惣菜として売られている揚げものは、避けたいもの。

精製された白砂糖などの甘味は血糖値を一気に上昇させ、すぐに下げます。血糖値の急変化は活性酸素を大量に発生させるのです。また、砂糖や小麦など精製されているものは、その過程で必要な栄養素が落ちてしまいます。パスタやパンなどに使われている精製された小麦は栄養が摂れないだけではなく、ぜい肉となって体についてしまうのです。

これらの食べものは食べてはだめと考えず、体を整える別の食べものに目を向けましょう。

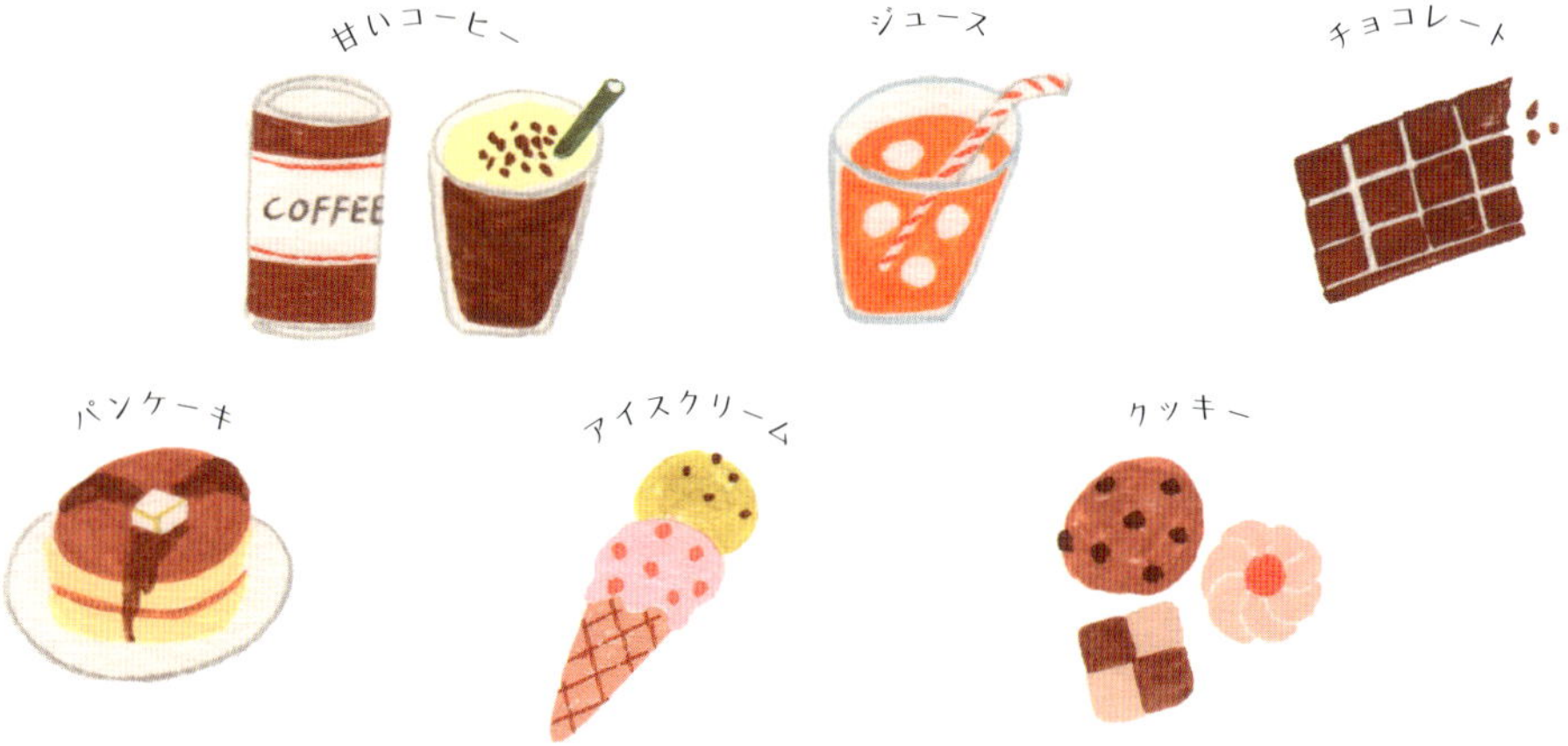
甘いコーヒー
COFFEE
ジュース
チョコレート
パンケーキ
アイスクリーム
クッキー

Column 2

木下あおい
食と私のバイオグラフィ

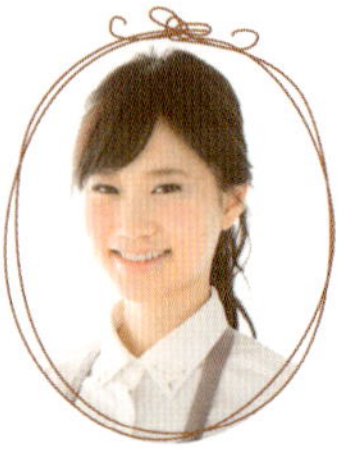

〈テニスとファッションに夢中だった中学生編〉

私がどんなふうに食と関わり、成長していったかをご紹介。
次は中学校時代にタイムスリップ！

中学生時代の私は、部活動に夢中でテニス一色でしたね。運動の技術が足りない分は気合いでカバー。朝から晩まで一心不乱に練習して、レギュラーの座を獲得し、団体戦で全国大会まで行きました。

この頃は毎日ハードな練習をしていたせいもあり、菓子パンやお菓子をたくさん食べていましたが、全然太りませんでした。

それでも、雑誌に出てくるモデルさんのように洋服をかわいく着こなしたかったので、常にやせたいという願望はありましたね。

おしゃれへのこだわりは日に日に強くなり、高校生のファッションを真似て、渋谷にある１０９に通っていました。当時好きだったのはギャル系ブランド。ファッション雑誌を熟読して、買い物に行く1カ月前から欲しいアイテムに丸印をつけていました。

恋にも興味を持ち始め〝もっと男子にモテるためにはどうするべきか〟と常に考えてました（笑）。

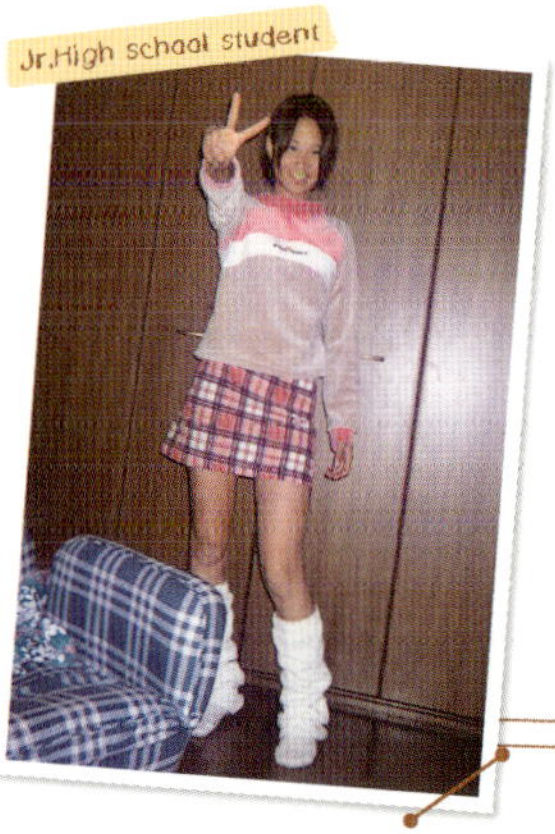

LESSON 3

綺麗を作る
インナービューティーダイエットの考え方と料理の基本

この章ではインナービューティーダイエットの

考え方と調理の仕方、調味料選びを学びます。

しっかり覚えて実践することがダイエット成功のカギ。

POINT 1

インナービューティーダイエットの基本は常に“女性らしさ”を意識すること

女性らしさを意識すると、所作が丁寧になっていきます。
すると、料理の仕方や食べ方が変わり、ダイエットの結果が出ます。
ここではまず、女性らしさが身につく方法を覚えましょう。

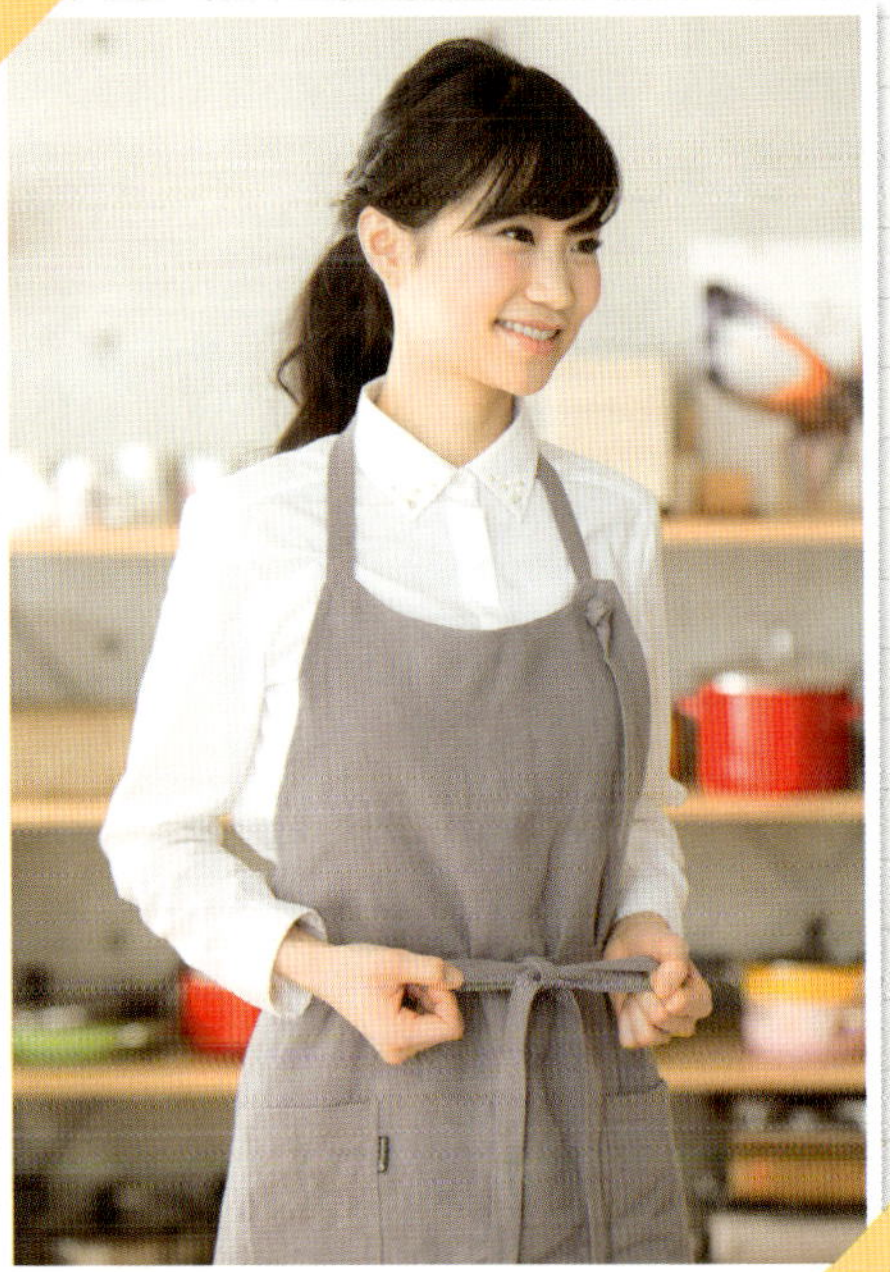

料理はじめるときにエプロンをつける習慣を

まずは、エプロンを自分のために新調しましょう。気に入ったデザインを選ぶと、料理へのモチベーションもグンッとアップ。ひとつひとつの作業が楽しく感じられるようになり、丁寧に料理をしようという意欲がわいてきます。エプロンをして料理をしている姿をSNSにアップすると、気分も上がります。

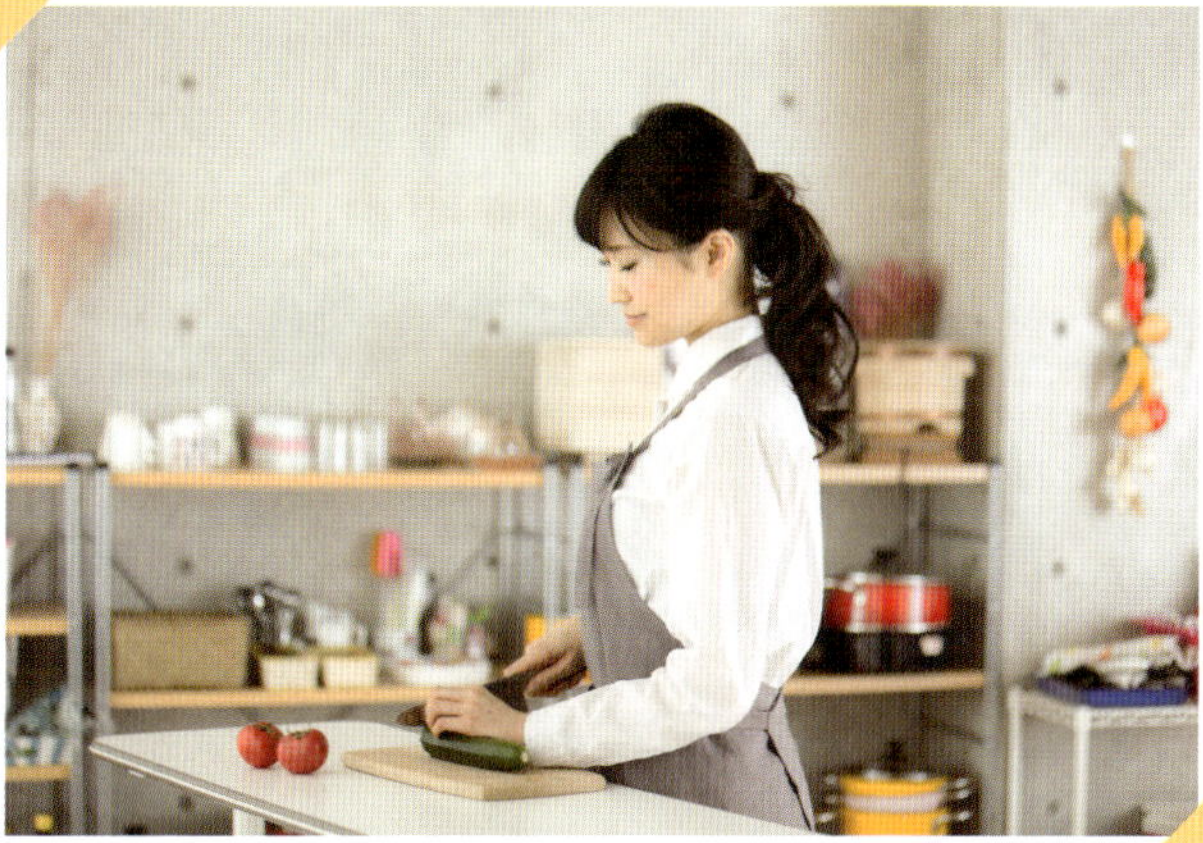

包丁を使うときは背筋を伸ばし、姿勢を正しく

雑に料理を作っていると、その時間から早く解放されたいという、ネガティブな気持ちに支配されます。でも、姿勢を正して丁寧に料理をすることで、心地いい素敵な時間に早変わり。

ここで覚えたいのは、包丁を使うときの正しい姿勢。ピンッと背筋を伸ばし、まな板に向かって利き手側の足を45度開きます。まな板に対して包丁が直角になるように心掛けましょう。

ヒールの高いスリッパで長時間の調理も疲れ知らず

調理をするときは、2〜3㎝のヒール付きのスリッパを履くのがおすすめ。かかとがある程度高いと長時間立っていても疲れません。足にほどよいフィット感があるタイプを選びましょう。

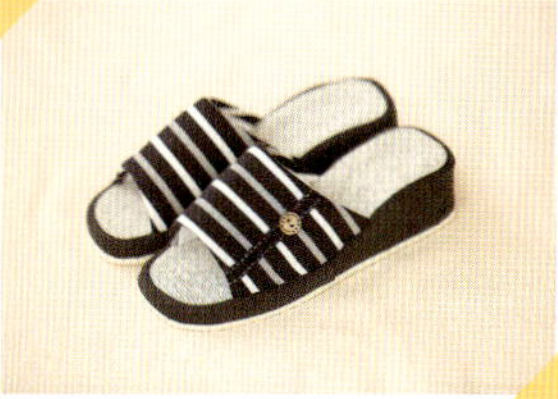

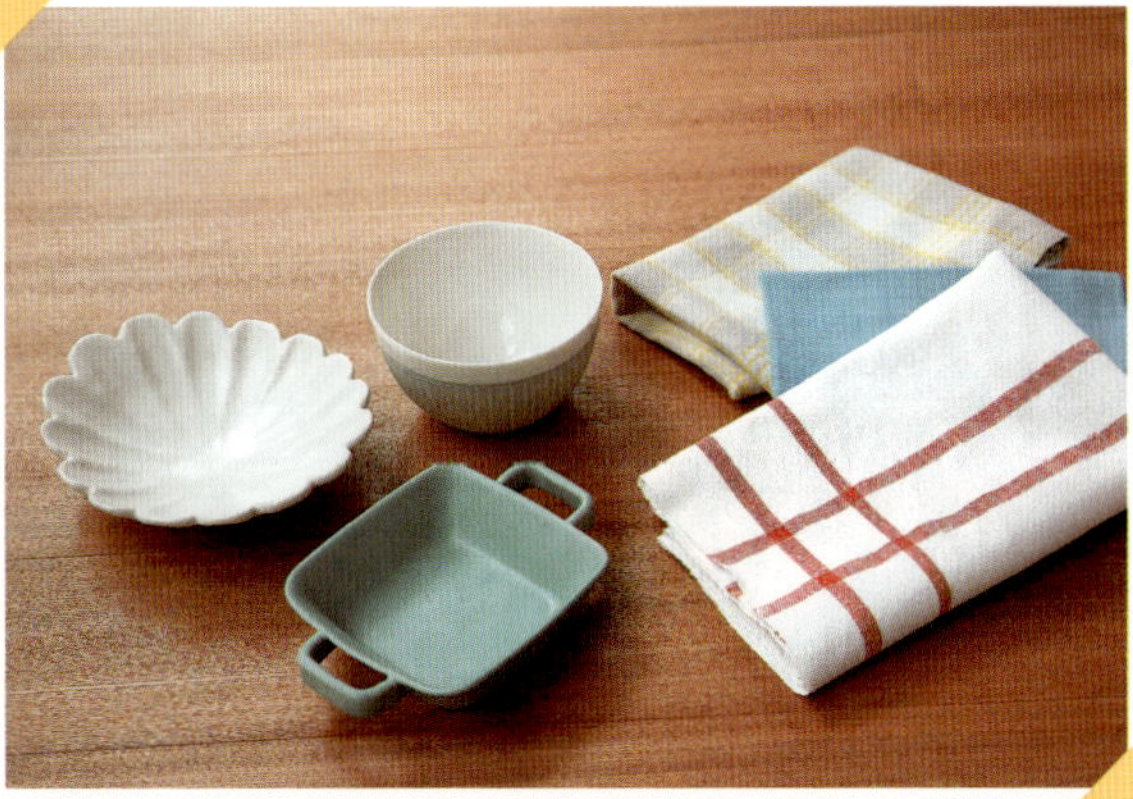

お皿やテーブルクロスは お気に入りを集めて

気に入ったデザインのお皿に料理を盛り付けて、ランチョンマットやテーブルクロスで食卓を飾れば、自宅がとっておきの空間に。毎日同じものだと飽きるので、お気に入りをいくつか用意しておきましょう。

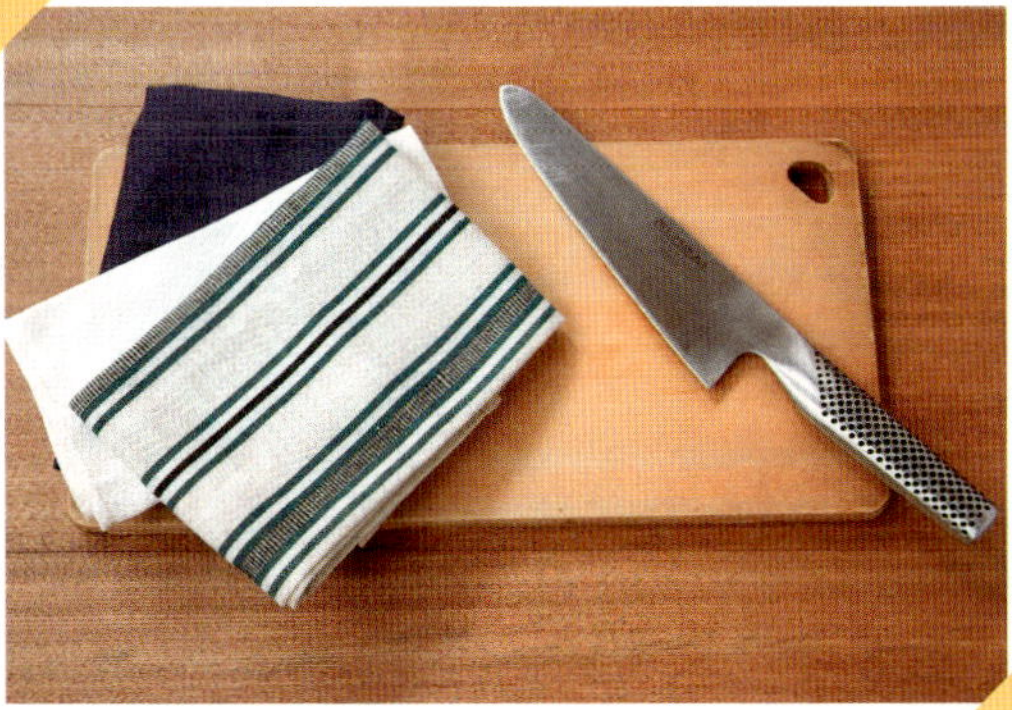

料理をするときには ふきんを多めに使用して

料理中はシンクやまな板をきれいに保つことを意識しましょう。ふきんは、食材を切ったあとにまな板を拭くもの、シンク周りを拭くもの、まな板を固定するために、まな板の下に敷くものの3枚を使うのがベター。

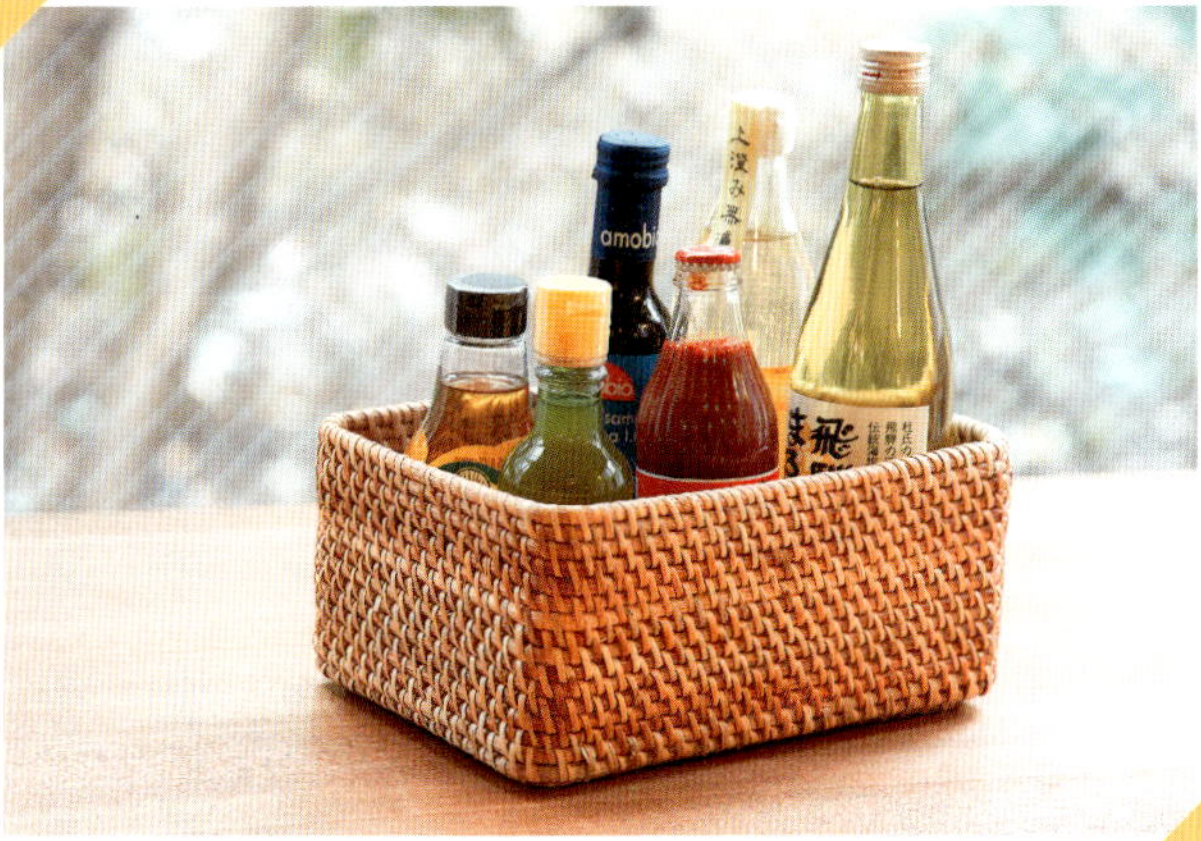

調味料や乾物などの食材は カゴを使って整理整頓

日頃から調味料や食材などをまとめて整理しておけば、どこになにがあるのかがわかるので探す手間が省けます。賞味期限などもすぐにチェックできるので、ムダなく使い切ることが可能です。

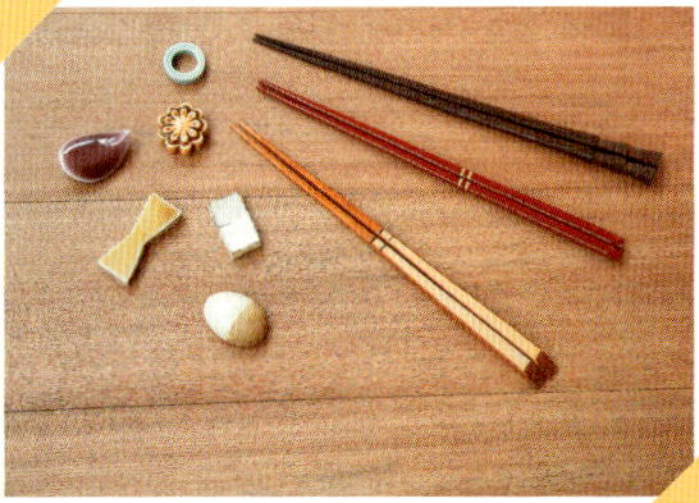

箸置きは ダイエット成功のお守り

食事の途中で箸を置くための箸置きは、インナービューティーダイエット成功のために欠かせないもの。素敵な箸置きをコレクションして、よくかんで食べ、食事の時間をさらに楽しいものにしましょう。

＊よくかむことのメリットはP23で紹介しています。

LESSON 3

POINT 2

ダイエットの結果を出すための考え方と調理法

インナービューティーダイエットの基本は自炊すること。
せっかくの自炊の効果を高めるために、
料理をするうえで意識したいポイントをご紹介！
これを心掛けるだけで料理上手になれるはず。

1 どんな目的で料理を作るかを考える

体はなにから作られ、美肌にはなにが必要かを知っておくと食べることへの意識が高まり、食事が楽しくなります。無意識に食べものを選ぶのではなく、「吹き出ものができているから、デトックスのために食物繊維を摂ろう」、「昨夜は外食で食べ過ぎたから今夜はごはんを抜いて、その分野菜をたっぷり食べよう」というように意識することが習慣化すれば、自然と体は変わっていきます。

2 食材の組み合わせを意識する

インナービューティーダイエットでは、食べてはいけないものはありません。でも、常に〝体を思いやる食べ方〟を忘れてはいけません。これを基準に、自分で食べるものを選択しましょう。

例えば外食で肉や炭水化物を食べてもＯＫ。ただし肉や炭水化物を食べるときは倍量の野菜を事前に、もしくは同時に食べることを心掛けて。食べ過ぎを予防するほか、糖質の吸収を抑えることができます。

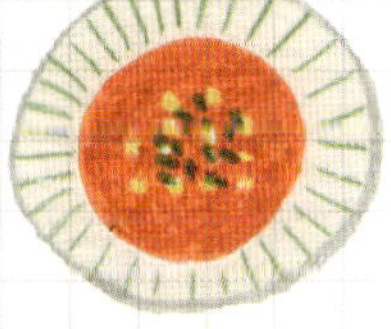

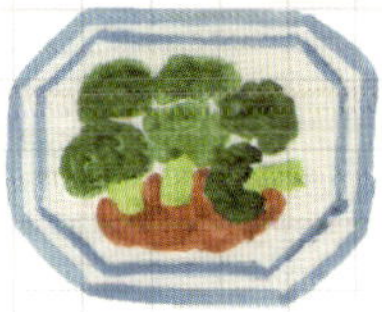

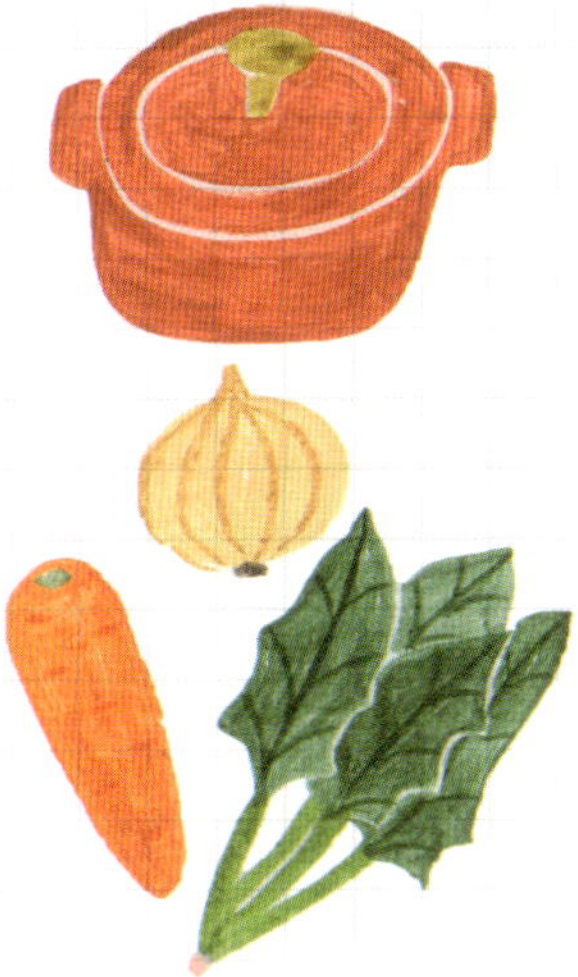

3 ウォータースチーム法を取り入れる

野菜はなるべく素材に近い状態で食べると、栄養価を損なわずに美肌に効く成分をそのまま吸収できます。そこでおすすめなのが「ウォータースチーム」。炒めると油が熱によって酸化してしまいますが、この調理法は油の代わりに少量の水や酒を使い、野菜を蒸し煮にすることで、素材から出るうま味や甘味を引き出すことができるのです。かき混ぜないので、栄養素を壊すこともありません。

4 野菜の切り方を揃えて満足度を高める

料理をおいしくするために最も大切なのは、食材の切り方や大きさを揃えること。ひとつの食材の大きさを揃えることで味が均一に染み渡り、おいしく感じられて、満足感を得やすくなるのです。大きさを揃えて切るためには、気持ちを整えてから背筋を伸ばし、正しい姿勢で料理することがコツです。

5 どんな料理に仕上げるかで火にかける長さを調整

料理はレシピとまったく同じように作るだけではなく、調理法をアレンジすることもおすすめ。そのほうが料理をすることが楽しくなり、自炊が習慣化しやすくなるからです。

例えば甘さがほしいときは長時間火にかける、素材をシャキシャキさせて歯ごたえを楽しみたいときはサッと火にかけるだけなど、そのときの自分の気分に合わせて変えてみると料理がもっと楽しくなります。

POINT 3

一生ものの1本と出合える体が喜ぶ発酵調味料の選び方

味噌やしょうゆ、酢といった発酵調味料は
毎日使うものだからこそ体に大きな影響を及ぼします。
より効果が高い発酵調味料の選び方を紹介します。

シンプルな素材でできているほどきれいになれる

腸は食べ物の消化吸収に深く関わるほか、腸の調子が悪いと肌に吹き出ものができたり、気分が晴れなかったり心身にさまざまな悪影響が出ます。

腸の働きを整えるために必要なのが腸内に善玉菌を増やすこと。そのために効果的なのが発酵菌なのです。発酵食品にはヨーグルトやキムチなどさまざまなものがありますが、特におすすめなのが発酵調味料。発酵調味料は微量でも毎日摂るものだからこそ、継続することで年齢

〈発酵調味料の賢いセレクト法〉

- □ シンプルな原材料であること
- □ 添加物を使用していないこと
- □ 産地や製造過程がわかること
- □ 小さめのサイズであること
- □ 伝統的な製法で作られていること

を重ねたときに美しさが変わってくるのです。

発酵調味料といえば味噌、しょうゆ、酢、みりん、酒がありますが、発酵菌のパワーを摂取するためには選び方がポイント。添加物を使用せず、できるだけシンプルな素材で作られているものほど、発酵菌のパワーを存分に取り入れることができます。さらに自分が納得できる1本を見つけるためには、自然食品のお店やネットなどで産地や製造過程を確認できるとベター。ものによって味や香りがまったく違うのでいろいろと試してみて、一生付き合えるようなお気に入りの1本を見つけましょう。

〈体が喜ぶ調味料のポイント〉

腸内の善玉菌を増やす発酵調味料は、食べる美容液。より発酵のパワーを体に取り込むためには、発酵調味料の原材料や保存方法がポイント。次をチェックして、原材料以外のものが入っているものはできるだけ避け、正しく保存しましょう。

代表的な発酵調味料	原材料	保存法
味噌	大豆、麹、食塩（酒精は避ける）	開封したら冷蔵庫へ
しょうゆ	大豆、小麦、食塩	開封したら冷蔵庫へ
酢	米（アルコールの表記があるものは避ける）	冷暗所。冷蔵庫でも可
みりん	米、米麹、食塩（入っていない場合も）	冷暗所。
酒	米、米麹、食塩	冷暗所。冷蔵庫でも可
塩麹	塩、麹	冷蔵庫で保存
しょうゆ麹	しょうゆ、麹	冷蔵庫で保存

自分で作ったほうが安心

発酵調味料 & 発酵食品レシピ

塩麹やしょうゆ麹、浅漬けやキムチは簡単にできる発酵食品。
発酵の過程でビタミンB群などが生まれ、代謝を促進するほか、
うま味成分が料理の味を底上げしてくれます！

01 塩麹

材料

米麹（生）……300g
自然塩……100g
水……2カップ〜

作り方

1 清潔なボウルに米麹を入れ、手でバラバラにほぐし、分量の自然塩を加えて、手でしっかりともみ込むよう混ぜあわせる。

2 1に水を加える。全体がパラパラせず、しっとりとひとまとまりになるくらいに、水の分量を調整する。

3 熱湯消毒した保存容器に移し、フタを少しずらしてかぶせ、熟成させる。1日に1回全体をかき混ぜて、水分と麹をなじませる。

4 10日前後で麹の粒の角がとれ、トロリとしたおかゆ状になって、甘みを感じるようになればできあがり。フタをきっちりと閉め、冷蔵庫で保存すれば夏は約1週間、冬は10日程度もつ。

02 しょうゆ麹

材料

米麹（生）……200g
しょうゆ……1カップ〜

作り方

1 清潔なボウルに米麹を入れ、手でもみほぐし、しょうゆを加えて、全体を混ぜ合わせる。

2 熱湯消毒した保存容器に入れ、フタを少しずらしてかぶせ、熟成させる。1日に1回全体をかき混ぜて、水分と麹をなじませる。

3 10日前後でとろみがついたらできあがり。濃い目にできあがるので、水を加えて伸ばしても可。フタをきっちりと閉め、冷蔵庫で保存すれば夏は約1週間、冬は10日程度もつ。

※米麹（生）はインターネットの通信販売で手軽に購入可能です。

03 浅漬け

材料

キャベツ……4枚
キュウリ……1本
大葉……1枚
ミョウガ……2個
塩……適量
酒……大さじ1

作り方

1 キャベツ、キュウリ、大葉、ミョウガを千切りにする。

2 保存袋に**1**を入れ、塩をふってもみ込む。酒を加え、全体を再びもむ。一晩冷蔵庫で寝かせたらできあがり。

04 キムチ

材料

ハクサイ……4枚
キュウリ……1本
ニンジン……2cm幅
リンゴ……1/2個
ニンニク……1かけ
ショウガ……1かけ

A
- トマトピューレ……1/2カップ〜
- みそ……大さじ1〜
- 豆板醤……小さじ1〜
- 塩麹……小さじ2〜
- しょうゆ麹(あれば)……小さじ2〜

塩……適量

作り方

1 ハクサイを3〜4cm幅のひと口サイズに、キュウリを乱切り、ニンジンを細切りにする。リンゴ、ニンニク、ショウガをすりおろす。

2 ボウルにハクサイ、キュウリを入れ、塩をふり、全体をもみあわせ、薄い塩気を感じる程度の味にする。水気をしっかり切る。

3 保存袋に**2**、ニンジン、リンゴ、ニンニク、ショウガを入れ、**A**を加え、全体をもみ込んで味を整える。一晩寝かせたらできあがり。

Column 3

木下あおい 食と私のバイオグラフィ

〈ムリなダイエットを繰り返していた高校生編〉

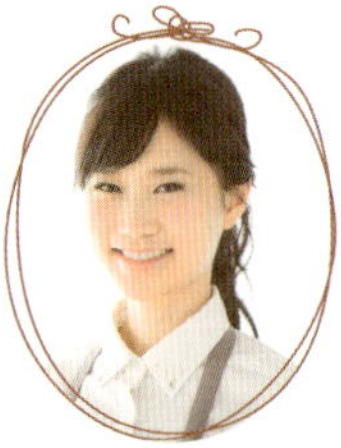

私がどんなふうに食と関わり、成長していったかをご紹介。
次は高校時代にタイムスリップ！

中学生時代に打ち込んでいた部活動のテニスをやめて、高校生時代は帰宅部に。運動をまったくしない生活を続けていたら、体重が2〜3kg増えてしまいました。〝やばい！〟と思った私は即ダイエットを開始。夕食を抜いたり、炭水化物などの糖質を抜くダイエットに挑戦。さらには、大好きなお菓子は朝食べれば太らないと思い込み、起きたらすぐにお菓子をドカ食いするなんてことも……。

体重はすぐに元に戻りましたが、いつも意味もなくイライラしていました。

その後も、太るのが怖くなってしまい、人工甘味料のたっぷり入ったカロリーゼロの炭酸飲料をガブ飲みしたり、ガムを一日中かんで空腹をまぎらわしていました。友達がケーキを食べているのがうらやましくて、でも自分はがまんして……。今、当時を振り返ると、食生活が乱れていたせいで、性格がひねくれていた気がします（笑）。

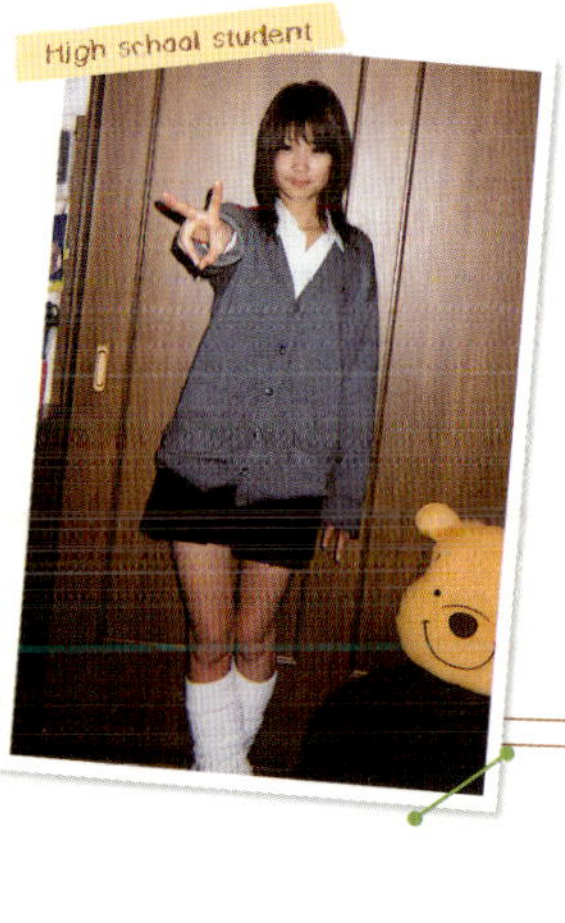

LESSON 4

思いたったら始めどき！
インナービューティーダイエット
3days レシピ

“してはいけない”という決まりがない
インナービューティーダイエット。
この章では、初心者でも今すぐ実践できる
ウォータースチームの基本と
ベーシックなレシピを紹介します。

美人への第一歩
ウォータースチームをマスター

サロンでいちばん初めに教えるのが
素材の甘みを引き出す、ウォータースチーム（蒸し煮）という調理法。
ここではタマネギを使って作り方をご紹介します。

タマネギのウォータースチーム

材料

タマネギ……1個
水……適量
塩……ひとつまみ

作り方

01

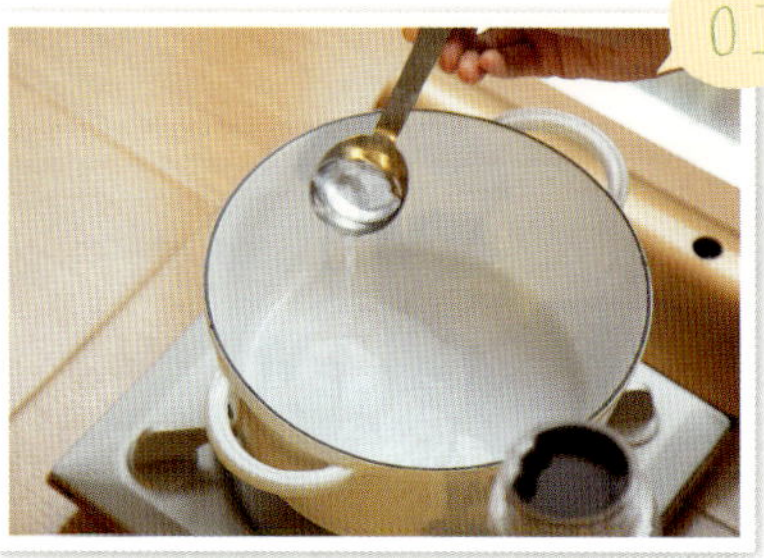

火にかける前、鍋に大さじ2程度の水を入れる。

＊大さじ２は目安。鍋底に少し水が残っていることを意識して。

02

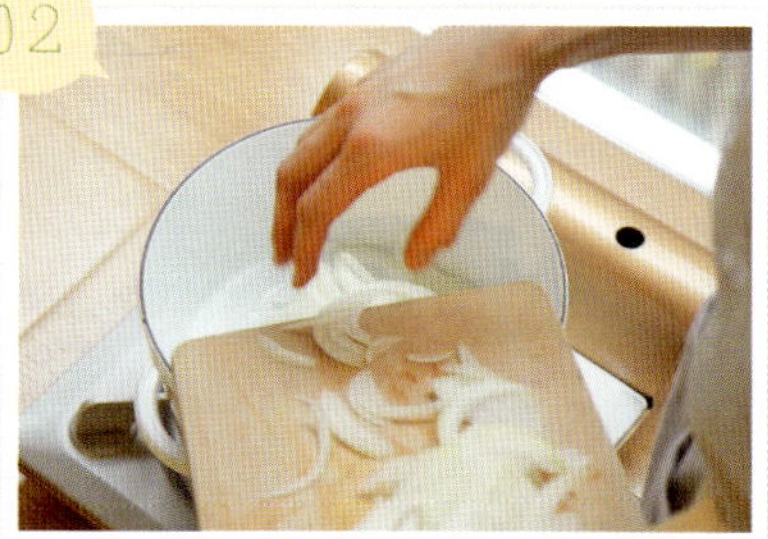

タマネギを好みの大きさにスライスして鍋に敷き詰め、表面を平らにする。

＊甘く仕上げたいときはうすく、食感を生かしたいときはくし切りにするのが◎

03

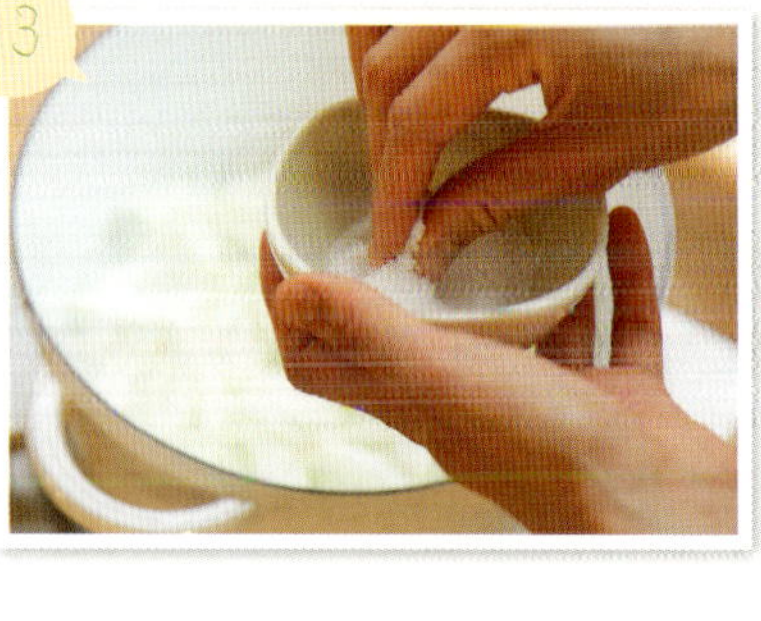

親指、人差し指、中指を使い、塩をひとつまみ手にとり、高い位置からふり入れる。

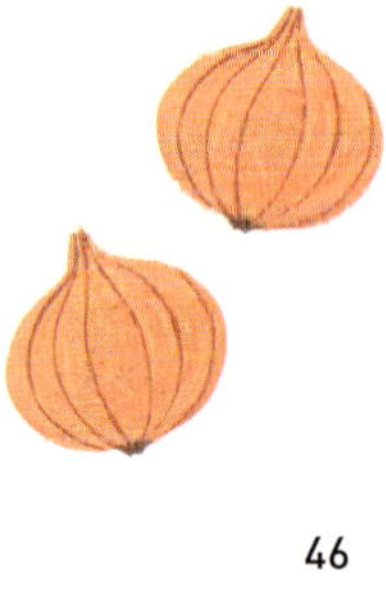

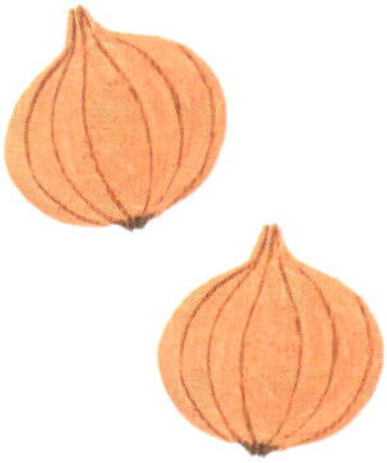

04

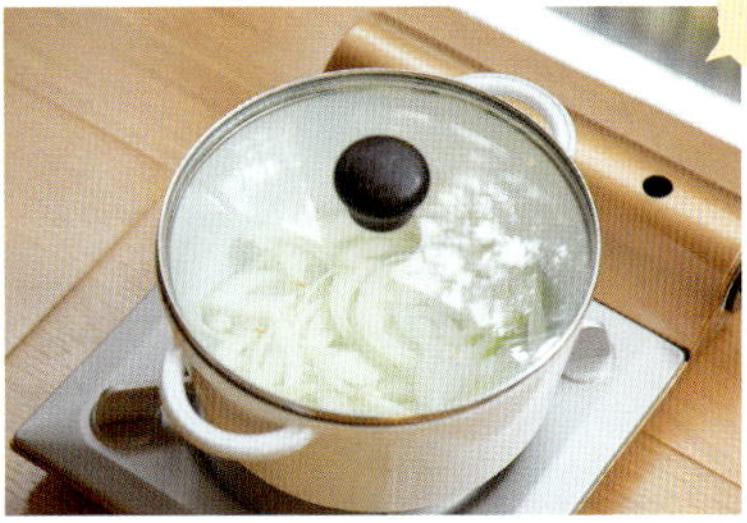

フタをして、しんなりするまで弱火で
ウォータースチームにする。

05

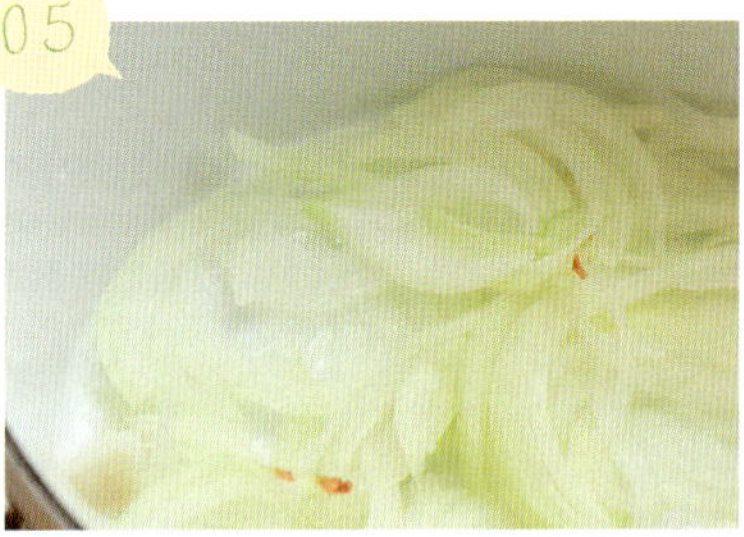

鍋に残っている水分が
コトコト軽く揺れるぐら
いの水分量がベスト。

06

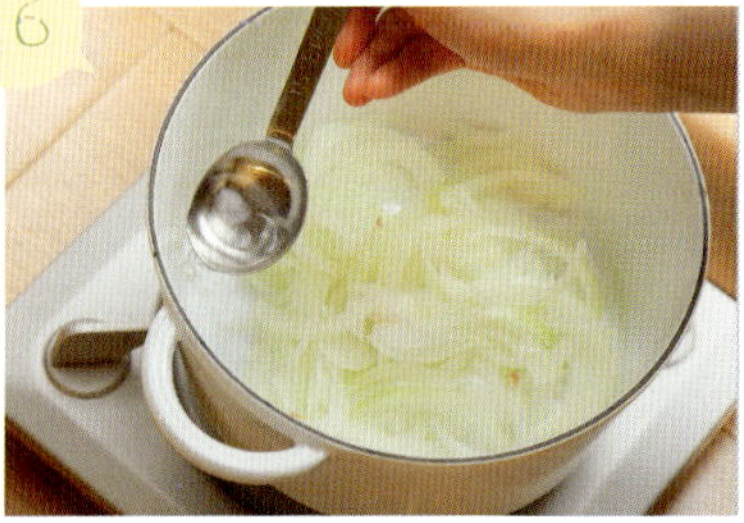

水分が少なくなってきたら、こげつき防
止の水を鍋肌から流し入れる。

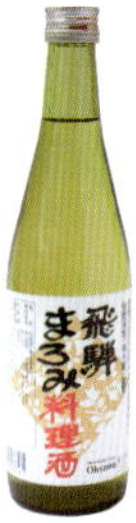

SAKE
スチーム

水の代わりに
料理酒を使う
とコクが格段
にアップ！

07

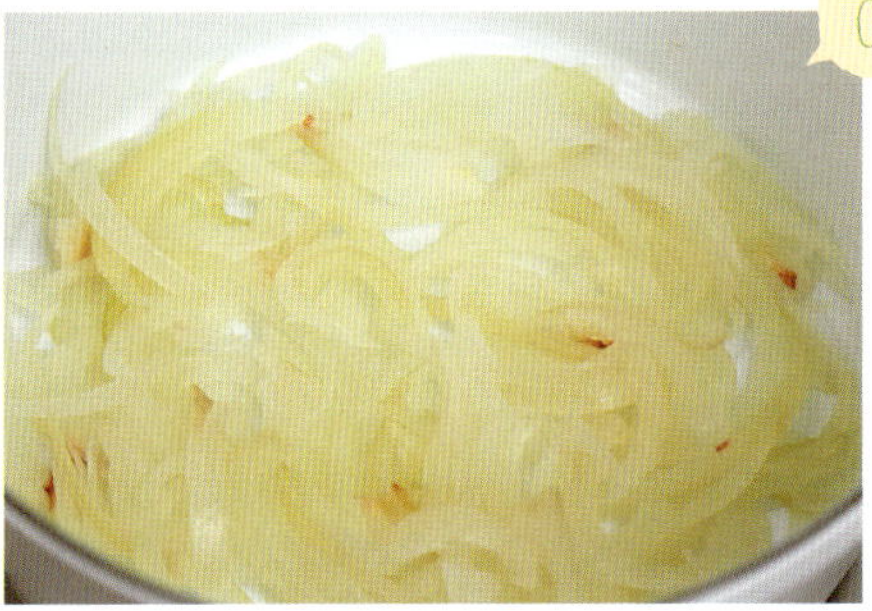

タマネギがしんなりして
きたら完成。

＊ウォータースチームは他の野菜でも応用可能。作り方は P.48 以降でも紹介しています。

インナービューティーダイエット
3日間のベーシックレシピ

3日間のインナービューティーダイエットレシピをご紹介。
炭水化物は気分に合わせて、食べても食べなくてもOK。
なるべく急いで結果を出したい場合は控えめに！

1day Morning

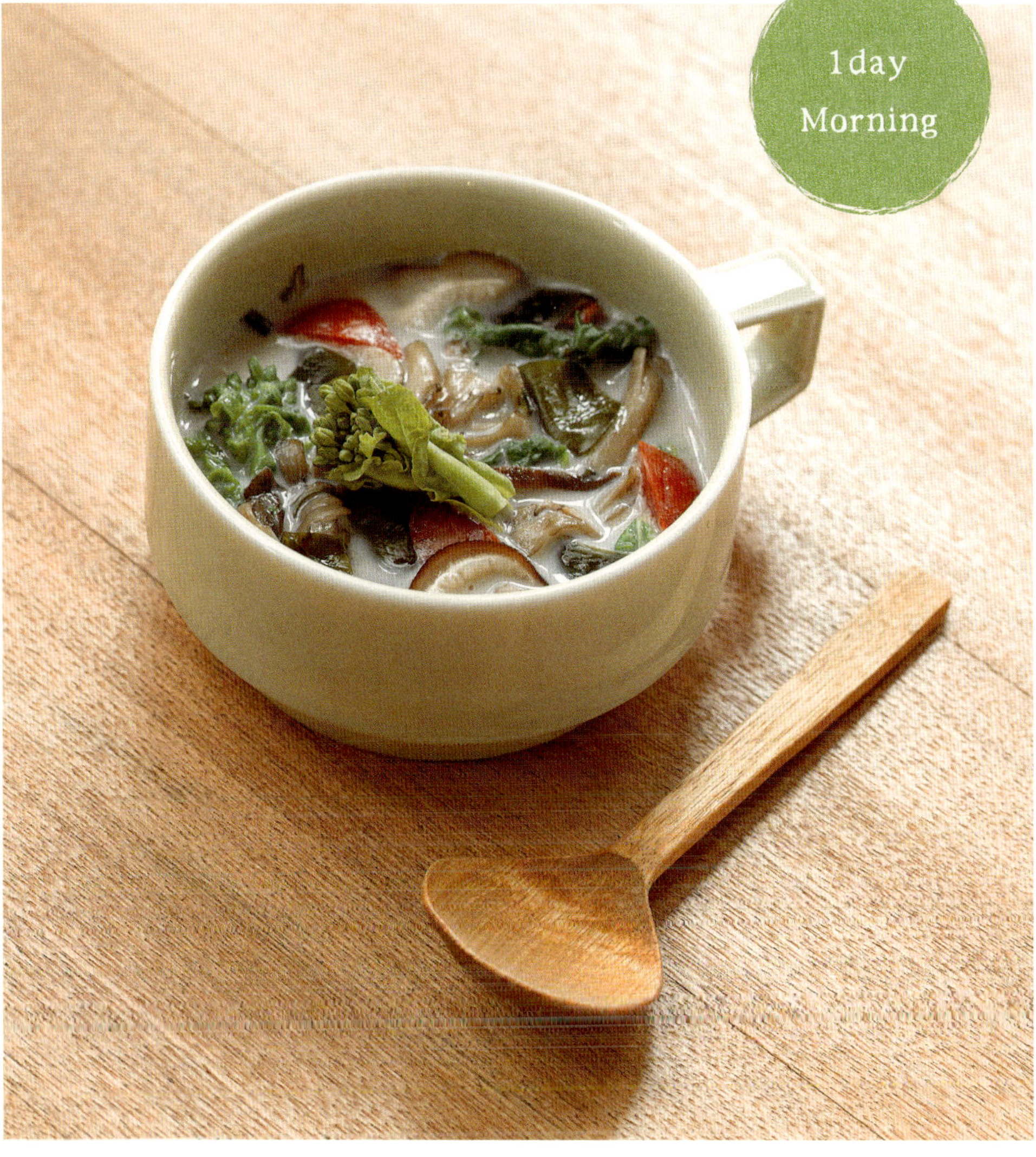

トマトと菜の花の具だくさんスープ

材料（2人分）
トマト …… 1個
ショウガ …… 1片
菜の花（お好みの青菜でも可）…… 1束
水 …… 200cc
マイタケ …… 1/2パック
塩 …… 適量
乾燥ワカメ …… 5g
乾燥シイタケ（カットタイプ）…… 5g
豆乳 …… 200cc
味噌 …… 大さじ1と1/2

作り方

1 トマトはへたを取ってくし型に切り、ショウガはすりおろす。菜の花は食べやすい大きさに切る。

2 鍋に水大さじ2、トマト、小分けにしたマイタケ、ショウガを入れて塩をふり、マイタケがしんなりするまで弱火でウォータースチームにする。

3 残りの水、乾燥ワカメ、乾燥シイタケ、菜の花（2/3の量）を加え、トマトを軽くつぶしながらワカメとシイタケがもどるまで弱火で煮込む。

4 豆乳と味噌を加え、沸騰直前に火を止める。

5 器に盛り、残りの菜の花を添える。

1day Lunch

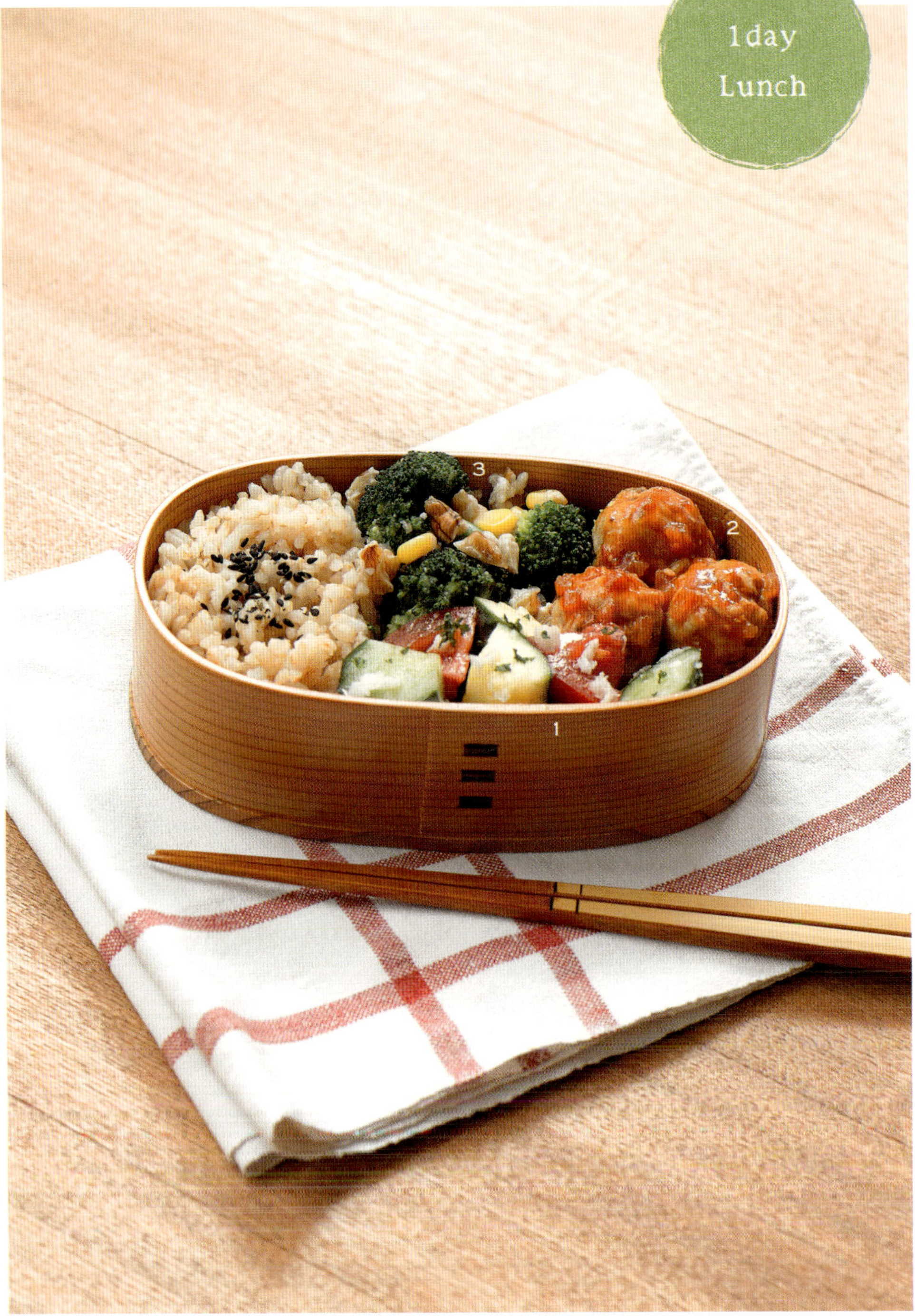

1 トマトとキュウリのココナッツオイル和え

材料（2人分）

トマト …… 1個
キュウリ …… 1/2本
ズッキーニ …… 1/2本
ココナッツオイル …… 大さじ1
乾燥パセリ …… 適量
塩 …… 適量

作り方

1 トマトはひと口大に切る。キュウリとズッキーニは乱切りにし、塩ひとつまみをふる。軽くもんで水気を切る。

2 ボウルにトマト、キュウリ、ズッキーニ、ココナッツオイルを入れ、全体を混ぜ合わせる。最後に乾燥パセリと塩をふって味を調える。

2 豆腐でコロコロミートボール風

材料（2人分）

レンコン …… 1cm幅
シイタケ …… 2枚
ショウガ …… 1片
木綿豆腐 …… 1/2丁
米粉 …… 大さじ1
塩、コショウ …… 適量

◎トマトソース

A
タマネギ …… 1/2個
トマトピューレ …… 200cc
水 …… 50cc
塩 …… ひとつまみ

味噌 …… 大さじ1

作り方

1 レンコンとシイタケは5mm角に切り、ショウガはすりおろす。木綿豆腐は水を切る。**A**のタマネギはみじん切りにする。オーブンを200℃に温める。

2 ボウルに木綿豆腐、レンコン、シイタケ、ショウガ、米粉、塩、コショウを入れて手でさっとこねて、好みの大きさにして丸く成型する。

3 オーブンシートをしいた天板に**2**を並べ、あらかじめ熱しておいた200℃のオーブンで20分焼く。

4 鍋に**A**を入れ、タマネギがしんなりするまで弱火で煮込む。味噌を溶きながら混ぜ合わせる。

5 **3**をバットにのせ、**4**を適量かけて味をからませる。

3 ブロッコリーの塩麹和え

材料（2人分）

ブロッコリー …… 6房
クルミ …… 3個
スイートコーン（水煮）…… 大さじ1
塩麹 …… 小さじ1～

作り方

1 ブロッコリーは沸騰した湯で1分ほど茹でる。クルミは粗めにくだく。

2 ボウルにブロッコリー、クルミ、スイートコーンを入れ、塩麹を加えて味を調える。

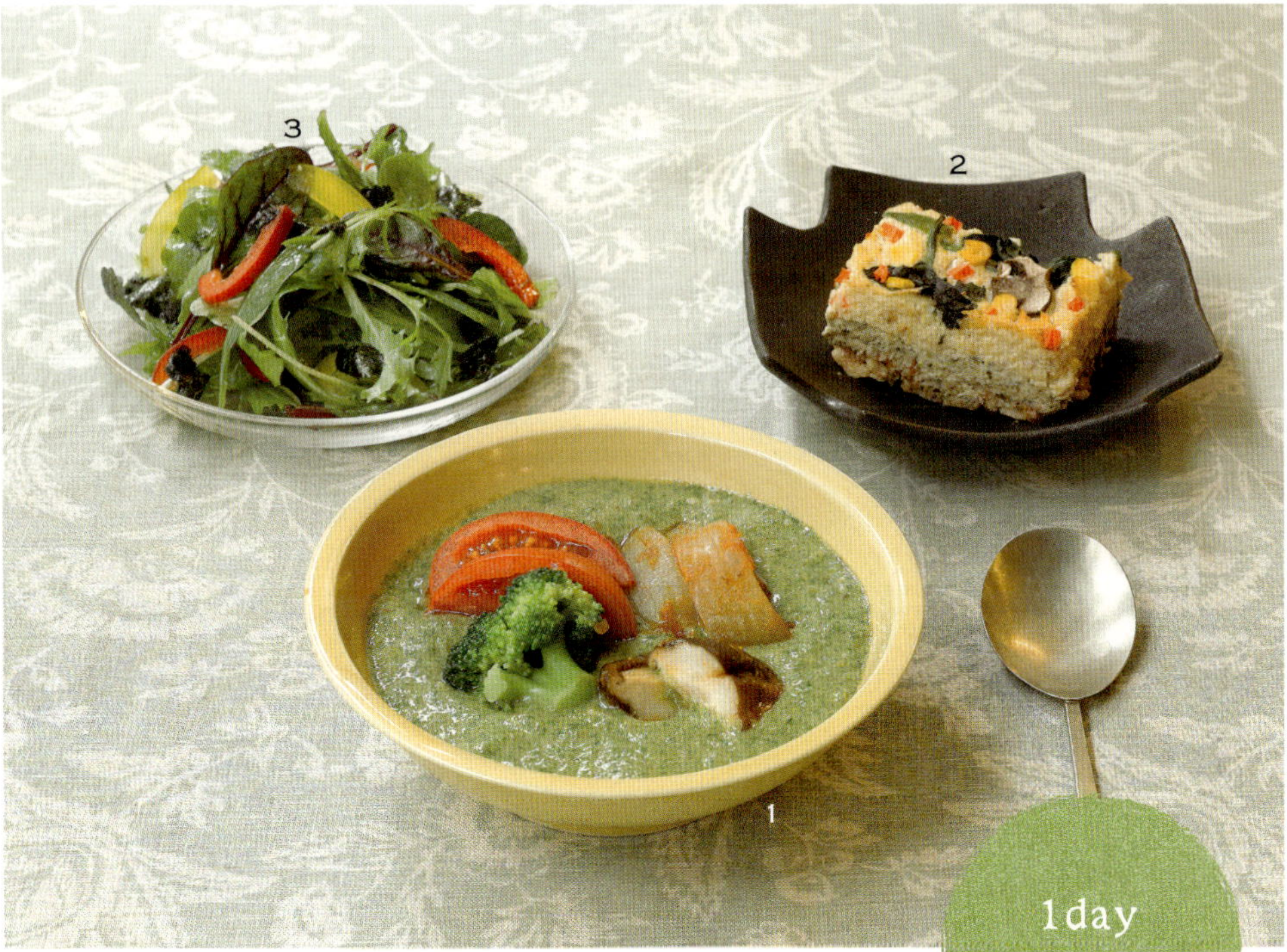

1day
Dinner

1　グリーンカレー

材料（2人分）

タマネギ……1/2個
トマト……1個
シイタケ……1枚
ホウレン草……6株
ニンニク……1片
ショウガ……1片
塩麹……大さじ1
◎トッピングの材料
　タマネギ……1/4
　トマト……1/4個
　シイタケ……1枚
　ブロッコリー……2房
豆乳……200cc
トマトペースト……大さじ2
しょうゆ……小さじ1
味噌……小さじ2
カレー粉……小さじ2

作り方

1 タマネギ（1/2個）はみじん切りに、トマト（1個）はひと口大に、シイタケ（1枚）は5㎜角に切る。トッピング用のタマネギとトマトはくし型切りに、シイタケ（1枚）は半月切りにする。ホウレン草とブロッコリーは、沸騰した湯で1分ほど茹でる。

2 鍋に水大さじ2（分量外）、タマネギ、シイタケ、トマト、すりおろしたニンニクとショウガを入れ、塩麹を加える。その上にトッピング用のタマネギ、トマト、シイタケを重ね、タマネギがしんなりするまで弱火でウォータースチームにする。トッピング用の野菜を別の器に取り出し、鍋の中の野菜をひと混ぜしたら、タマネギが甘くなるまで再び弱火でウォータースチームにする。

3 フードプロセッサーにホウレン草と豆乳を入れ、ホウレン草が細かくなるまでまわす。

4 **2**にトマトペーストとしょうゆを入れる。さらにその上から**3**を加えて全体をひと混ぜし、弱火にかけて沸騰直前で火を止める。

5 溶いた味噌、カレー粉を加え、味を調える。

6 器に盛り、トッピング用の野菜をのせる。

2 スイートコーンと青菜のキッシュ

材料（6人分　18cmスクエア型使用）

木綿豆腐……2丁

ホウレン草（お好みの青菜でも可）……2株

ブラウンマッシュルーム……3個

クルミ……50g

ニンジン……2cm

A
- 白すりゴマ……大さじ4
- 葛粉（米粉でも可）……大さじ2
- 味噌……大さじ3
- ニンニク……1片
- 練梅（なくても可）……小さじ1/2
- 塩……ひとつまみ

スイートコーン（水煮）……100cc

油……適量

◎トッピングの材料
- スイートコーン（水煮）……1/4カップ
- ホウレン草……1株
- ニンジン……1cm幅
- ブラウンマッシュルーム……1個

作り方

1 木綿豆腐は水を切る。ホウレン草はトッピング用も含めすべて沸騰した湯で30秒ほど茹で、粗熱をとる。3cm幅に切る。ブラウンマッシュルームはすべて薄切りにする。クルミは粗めにくだき、ニンジンはすべて5mm角に切る。トッピング用の材料は、別の器に入れておく。オーブンを180℃に温める。

2 フードプロセッサーに木綿豆腐と**A**を入れてなめらかになるまでまわしたら、そのうちの半量を器に取り出す（…a）。さらにホウレン草（2株分）を入れ、なめらかになるまでまわして別の器に取り出す（…b）。

3 フードプロセッサーにaをもどし、スイートコーン（100cc）を入れてなめらかになるまでまわして器に取り出す（…c）。bとcにそれぞれブラウンマッシュルームとニンジンを入れて混ぜ合わせる。

4 型に油を塗り、底にクルミを敷き詰める。bを流し入れて、さらに上からcをのせる。

5 トッピング用のスイートコーン、ホウレン草、ブラウンマッシュルーム、ニンジンを散らし、180℃のオーブンで20分焼く。

3 ベビーリーフとパプリカのサラダ

材料（2人分）

ベビーリーフ……100g

赤パプリカ……1/8個

黄パプリカ……1/8個

海苔……1枚

A
- オリーブオイル……大さじ1
- ハーブソルト……適量

作り方

1 ベビーリーフを水で洗う。赤パプリカ、黄パプリカを1～2mm幅に切る。海苔をひと口大ぐらいの大きさにちぎる。

2 ボウルに**A**を入れ、混ぜ合わせて味を調え、すべての材料を加えてさっと和える。

2day
Morning

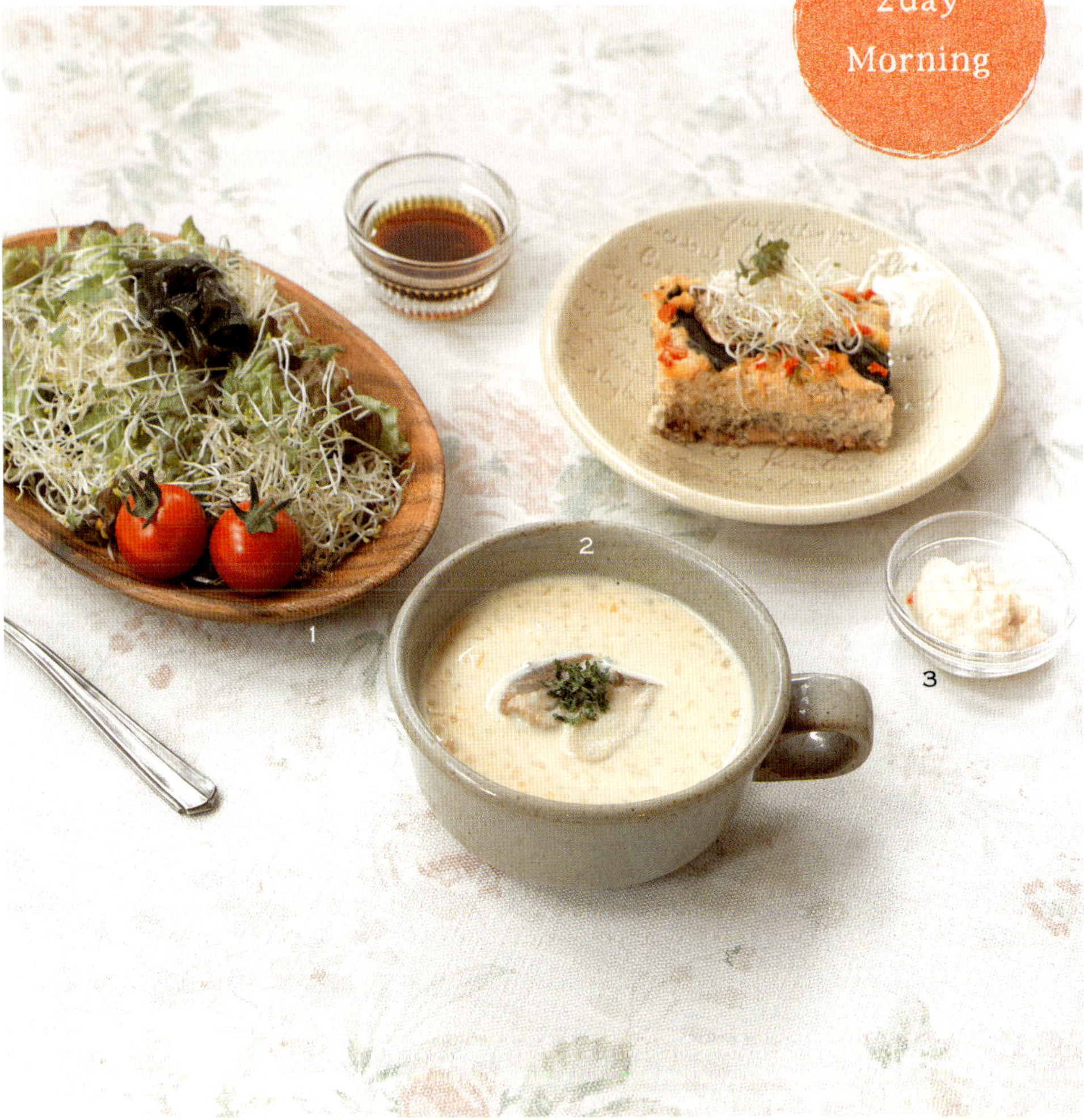

1 美肌促進サラダ

材料（2人分）

サニーレタス……4枚
乾燥ワカメ……ひとつかみ
A
　亜麻仁油……大さじ1
　しょうゆ……小さじ2
　塩……ひとつまみ
　酢……小さじ1
アルファルファ……100g
ブロッコリースプラウト……適量
ミニトマト……4個

作り方

1 サニーレタスは食べやすい大きさにちぎる。乾燥ワカメは水でもどす。

2 ボウルに**A**を入れて、混ぜ合わせる。

3 器にサニーレタス、アルファルファ、ブロッコリースプラウト、ミニトマト、乾燥ワカメを盛り付け、**2**をまわしかければできあがり。

2 カボチャのとろ〜り豆乳スープ

材料（2人分）

タマネギ……1個
カボチャ……100g
エリンギ……1本
塩……ひとつまみ
豆乳……400cc
味噌……小さじ2

作り方

1 タマネギはみじん切りにし、カボチャはひと口大に切る。エリンギは5mm幅の斜め切りにする。

2 鍋の底から2〜3mmの高さまで水（分量外）を入れ、タマネギ、カボチャ、エリンギを重ねて入れ塩をふる。カボチャがやわらかくなるまで、弱火でウォータースチームにする。

3 豆乳を加え、カボチャをつぶしてとろみをつける。味噌を溶きながら加え、沸騰直前に火を止める。

3 木綿豆腐のソース

昨日の夜のキッシュをソースでリメイク！

材料（2人分）

A
　木綿豆腐……1丁
　タマネギ……1/8個
　ニンジン……2cm
　塩麹……大さじ3〜
　酢……大さじ2〜
スイートコーンと青菜のキッシュ（P.53-2）
　……2切れ
ブロッコリースプラウト……ひとつまみ
アルファルファ……ひとつまみ

作り方

1 フードプロセッサーに**A**を入れ、なめらかになるまでまわす。

2 器にスイートコーンと青菜のキッシュを盛り付け、ブロッコリースプラウトとアルファルファをのせて**1**のソースをかける。

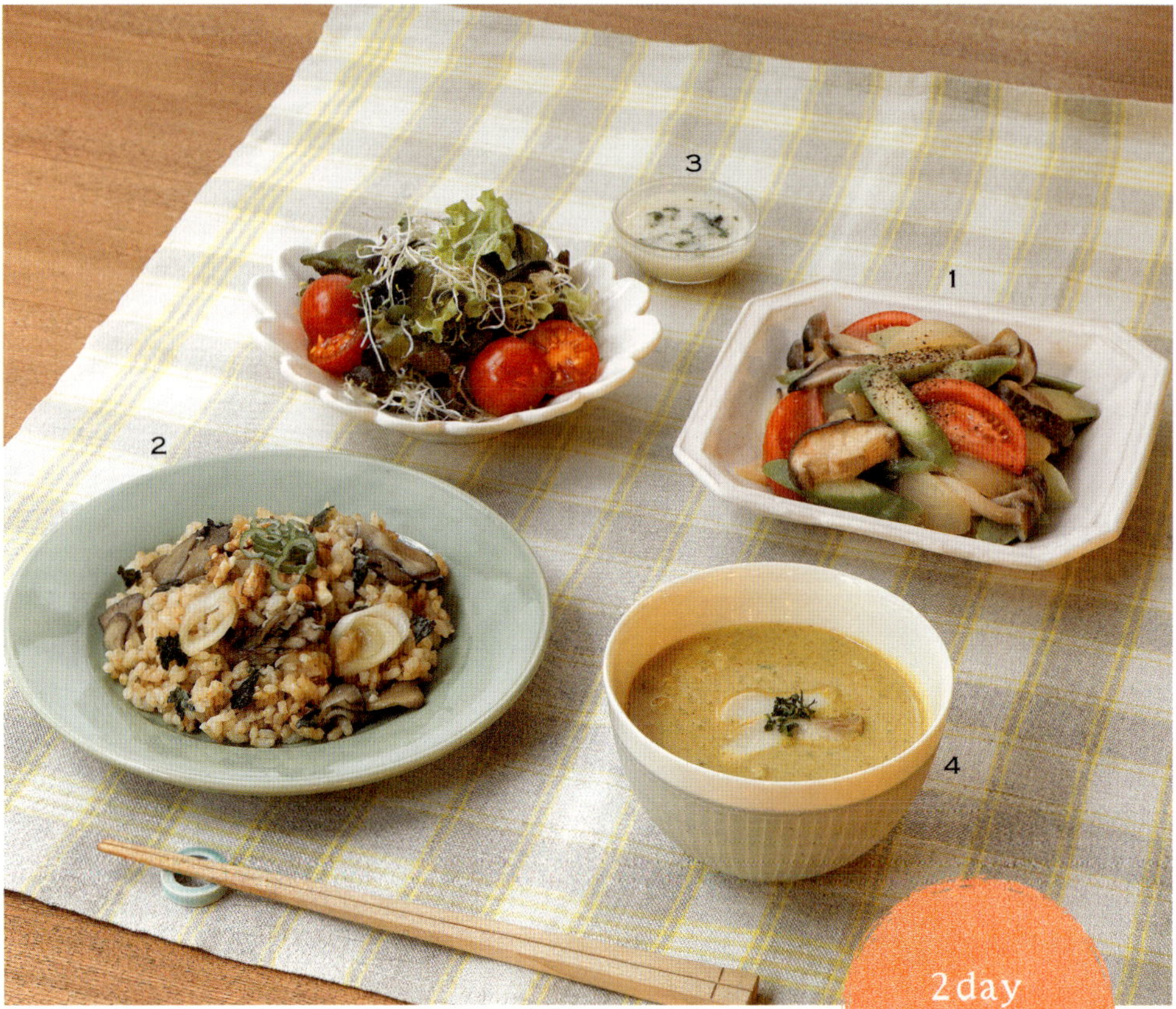

2day
Lunch

1 アスパラとトマトの炒め物

材料（2人分）

アスパラ……4本
タマネギ……1/2本
トマト……1/2個
シイタケ……2枚
シメジ……1パック
ニンニク……1片
ショウガ……1片
パセリ（なくても可）……適量
酒……大さじ2
塩……ひとつまみ
A しょうゆ……大さじ1
A マスタード……小さじ2
黒コショウ……適量

作り方

1 アスパラは根元から1cmの固い部分を切り落とし、ハカマを取る。さらに根元から3cmほどの固い皮をピーラーでむき、5cm幅の斜め切りにする。タマネギとトマトはくし型切りに、シイタケはそぎ切りに、シメジは石づきを取って、1本ずつほぐす。ニンニクとショウガはすりおろし、パセリはみじん切りにする。

2 鍋に酒、アスパラ、タマネギ、トマト、シイタケ、シメジ、ニンニク、ショウガを入れて塩をふり、タマネギがしんなりするまで弱火でウォータースチームにする。

3 2にAを加え、全体をひと混ぜしたら1〜2分程度弱火で再びウォータースチームにする。

4 器に盛り、黒コショウとパセリを散らす。

2 玄米チャーハン

材料（2人分）
マイタケ……1パック
ネギの白い部分……10cm
ネギの青い部分……2cm
モロヘイヤ……2株
クルミ……4個
酒……大さじ2
ショウガ……1片
塩麹……大さじ1
海苔……1枚
玄米（炊いたもの）……200g
しょうゆ…… 小さじ1

作り方
1 マイタケは小さくほぐす。ネギは両方とも薄い輪切りにする。モロヘイヤは食べやすい大きさに切る。クルミは粗めにくだく。
2 鍋に酒、マイタケ、ネギの白い部分、すりおろしたショウガ、塩麹を入れ、マイタケがしんなりするまで弱火でウォータースチームにする。
3 モロヘイヤと細かくちぎった海苔、玄米を加えてほぐし、しょうゆをまわし入れたら木べらで全体を混ぜながら炒める。
4 器に盛り、クルミとネギの青い部分を散らす。

3 豆乳と塩麹のドレッシング

朝のサラダを
ドレッシングでリメイク！

材料（2人分）
タマネギ……1/8個
豆乳……50cc
塩麹……大さじ1
酒……小さじ2
酢……小さじ2
パセリ……適量

作り方
1 タマネギをみじん切りにする。
2 ボウルに豆乳、塩麹、タマネギを入れて混ぜ合わせる。酒と酢も加え、軽く和える。
3 パセリを散らしてできあがり。

4 カボチャのとろ〜り豆乳スープ カレー風味

朝のスープを
カレー風味にリメイク！

材料（1人分）
カボチャのとろ〜り
　豆乳スープ（P.55-2）……1カップ
カレー粉……小さじ1〜
しょうゆ麹……小さじ2〜

作り方
1 カボチャのとろ〜り豆乳スープを鍋のまま中火にかけて沸騰寸前に火を止め、カレー粉としょうゆ麹を加える。

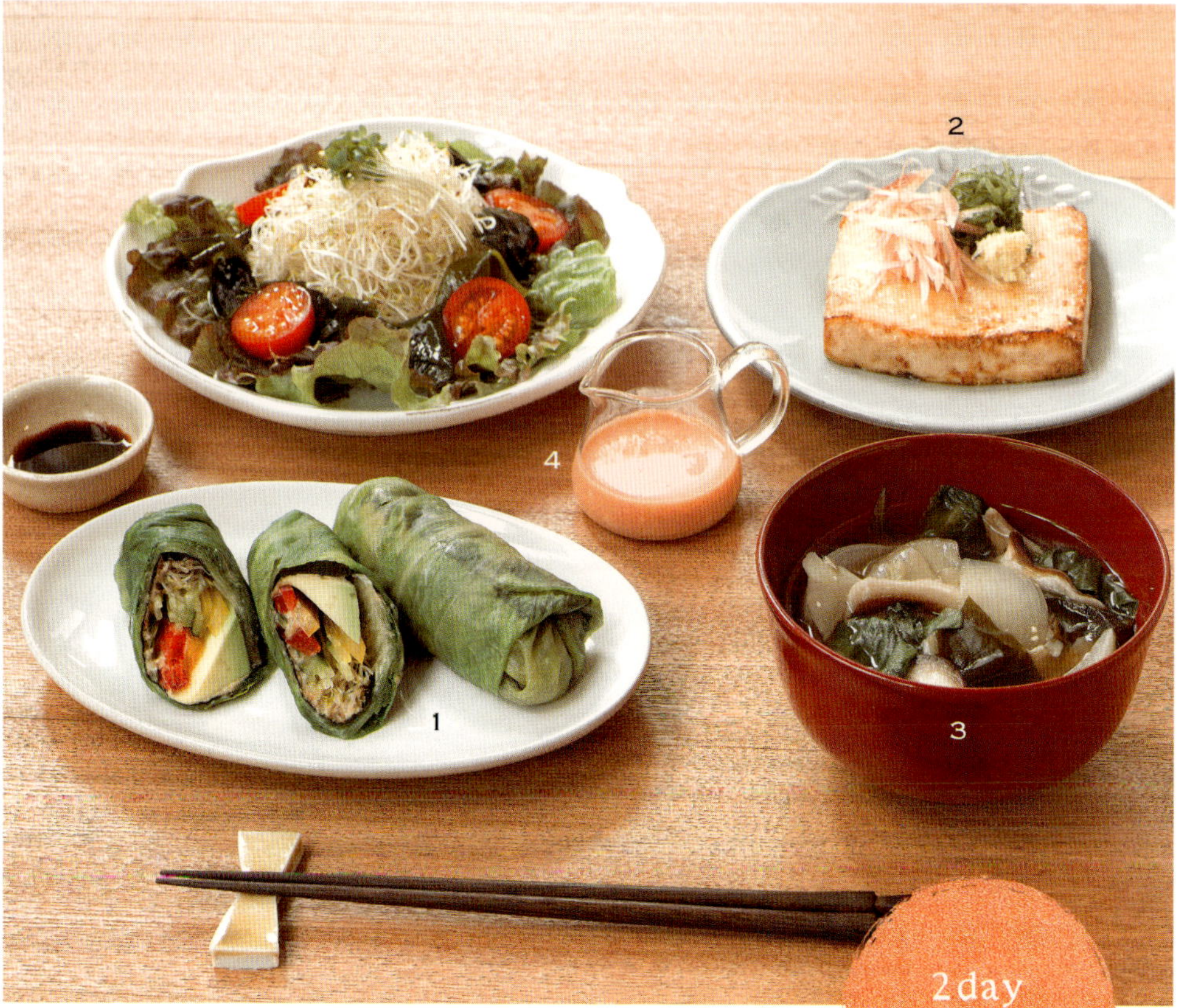

2day
Dinner

1 アルファルファのレタス巻き

材料（2人分）

レタス……4枚
キュウリ……1/2本
赤パプリカ……1/2個
黄パプリカ……1/2個
海苔……1枚
アボカド……1/2個
レモン汁……適量
A
- 練り梅……小さじ1～
- 練りゴマ……小さじ2～
- 味噌……小さじ2～
- 豆乳……小さじ2～

アルファルファ……20g
しょうゆ……小さじ1～

作り方

1 鍋に大さじ2～3の水（分量外）を入れ、レタスを入れて弱火でウォータースチームにする。レタスの色が鮮やかになったら取り出す。キュウリ、赤パプリカ、黄パプリカはせん切りにする。海苔は4等分に切る。アボカドは種を取り除き、ひと口大に切ってレモン汁をかける。

2 レタス1枚に4等分にした海苔を1枚重ね、器で混ぜ合わせた**A**を海苔の表面にぬる。手前から5cmほどのところにアルファルファ、キュウリ、赤パプリカ、黄パプリカ、アボカドをそれぞれ適量置き、具材をくるむように手前からひと巻きして、両端を内側に折り込みくるくると巻く。それを計4つ作る。

3 器に盛り、しょうゆを添える。

2 豆腐ステーキ

材料（2人分）

木綿豆腐……1丁
米粉……大さじ2程度
大葉……1枚
ミョウガ……1個
ショウガ……1片
オリーブオイル……大さじ1
塩……ひとつまみ
しょうゆ……大さじ1

作り方

1 木綿豆腐は包丁を水平に入れて2等分に切り、しっかり水を切る。バットに入れて、両面に米粉をまぶす。
2 大葉とミョウガはせん切りにし、ショウガはすりおろす。
3 鍋でオリーブオイルを熱し、**1**の木綿豆腐をのせて塩をふりかける。ふたをして1～2分弱火で熱する。しょうゆの半量を加えてふたをし、焼き色がつくまで蒸し焼きにする。
4 **3**を裏返し、残りのしょうゆをまわしかけ、ふたをして1～2分弱火で蒸し焼きにする。
5 器に盛り、大葉、ミョウガ、ショウガをのせる。好みでしょうゆ（分量外）をかける。

3 マイタケとリーフレタスの味噌汁

材料（2人分）

マイタケ……1パック
タマネギ……1/2個
リーフレタス……4枚
ショウガ……1片
酒……大さじ2
塩……ひとつまみ
水……2カップ分
乾燥シイタケ（カットタイプ）……5g
乾燥ワカメ……適量
味噌……大さじ1と1/2

作り方

1 マイタケをひと口大にほぐす。タマネギはくし型切りにし、リーフレタスはひと口大にちぎる。ショウガはすりおろす。
2 鍋に酒、マイタケ、タマネギ、ショウガを入れて塩をふり、弱火でウォータースチームにする。
3 水、乾燥シイタケ、乾燥ワカメを入れて、リーフレタスを加えて弱火で温める。
4 味噌を溶きながら加え、味を調える。

4 トマトと豆乳のドレッシング

朝のサラダを
ドレッシングでリメイク！

材料（2人分）

トマトピューレ……大さじ2
豆乳……大さじ2
味噌……小さじ2
練りゴマ……小さじ2
酢……小さじ2

作り方

1 ボウルにトマトピューレ、豆乳、味噌、練りゴマを入れて混ぜ合わせる。酢を加えてさっと和える。

3day Morning

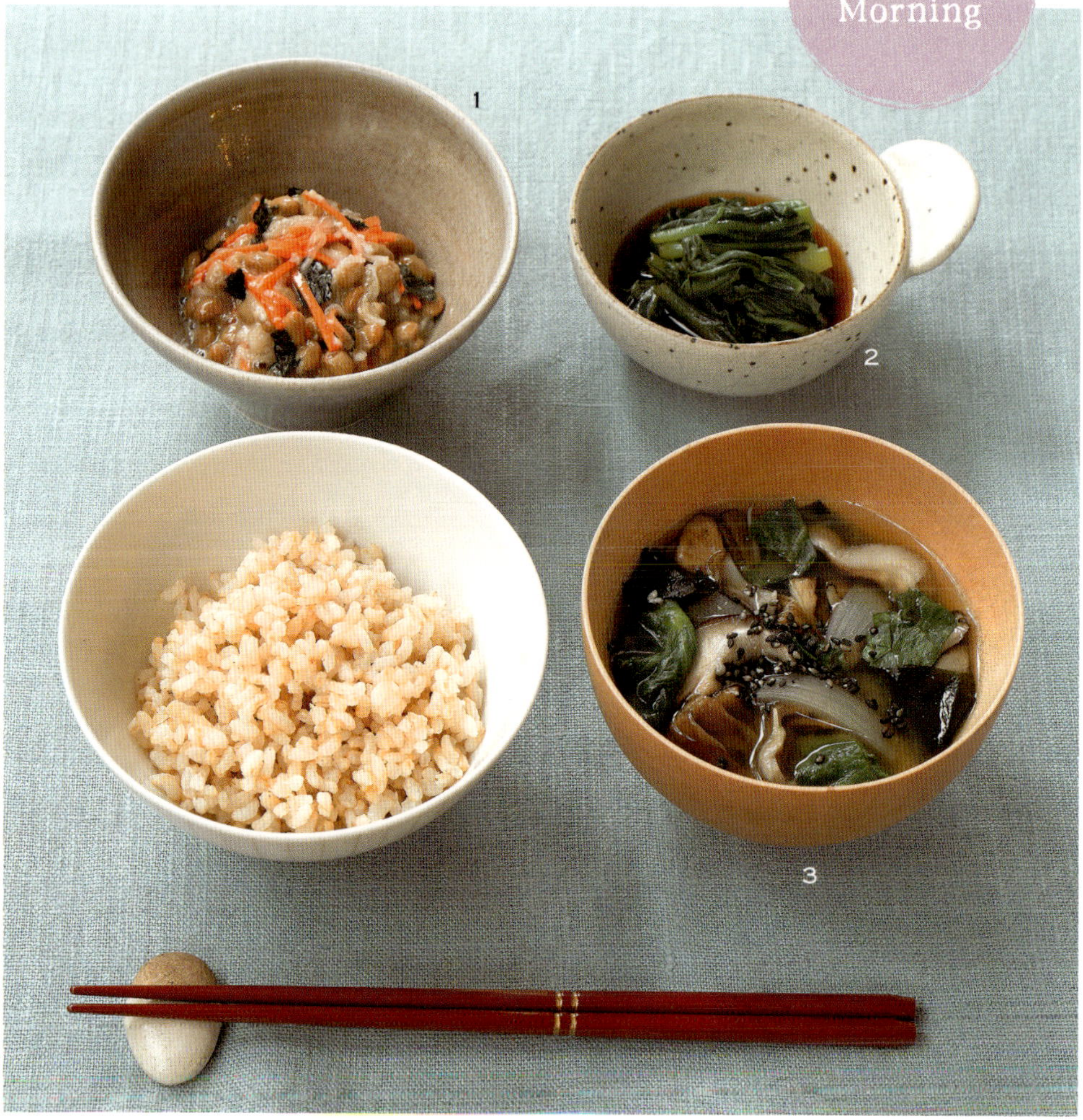

1 ダイコンとニンジンの納豆しょうゆ麹和え

材料（2人分）

ダイコン ……2cm
ニンジン ……2cm
海苔 ……1枚
しょうゆ麹 ……小さじ2
納豆 ……2パック

作り方

1 ダイコンとニンジンをせん切りにする。

2 ボウルにちぎった海苔、しょうゆ麹、納豆を入れて混ぜ合わせる。ダイコンとニンジンも加え、さっと和える。

2 ツルムラサキの酢漬け

材料（2人分）

ツルムラサキ ……3株
A 黒酢 ……大さじ1
　みりん ……大さじ1
　しょうゆ ……大さじ1
黒炒りゴマ ……大さじ2

作り方

1 鍋に水（分量外）を入れて火にかけ、沸騰したらツルムラサキを30秒ほど茹でる。茹であがったら粗熱をとり水気をしぼり3cm幅に切る。

2 ボウルに**A**を入れて混ぜ合わせ、**1**を入れて和える。

3 器に水気を切った**2**を盛り付け、黒炒りゴマを散らす。

3 マイタケとリーフレタスの味噌汁 黒酢風

昨日の味噌汁を
黒酢風にリメイク!

材料（1人分）

マイタケとリーフレタスの
　味噌汁（P.59-3）……1カップ
黒酢 ……小さじ1～
黒ゴマ ……適量

作り方

1 マイタケとリーフレタスの味噌汁を鍋のまま火にかけ、黒酢を加え混ぜ合わせる。

2 沸騰直前に火を止める。器に盛りつけ黒ゴマを散らす。

3day Lunch

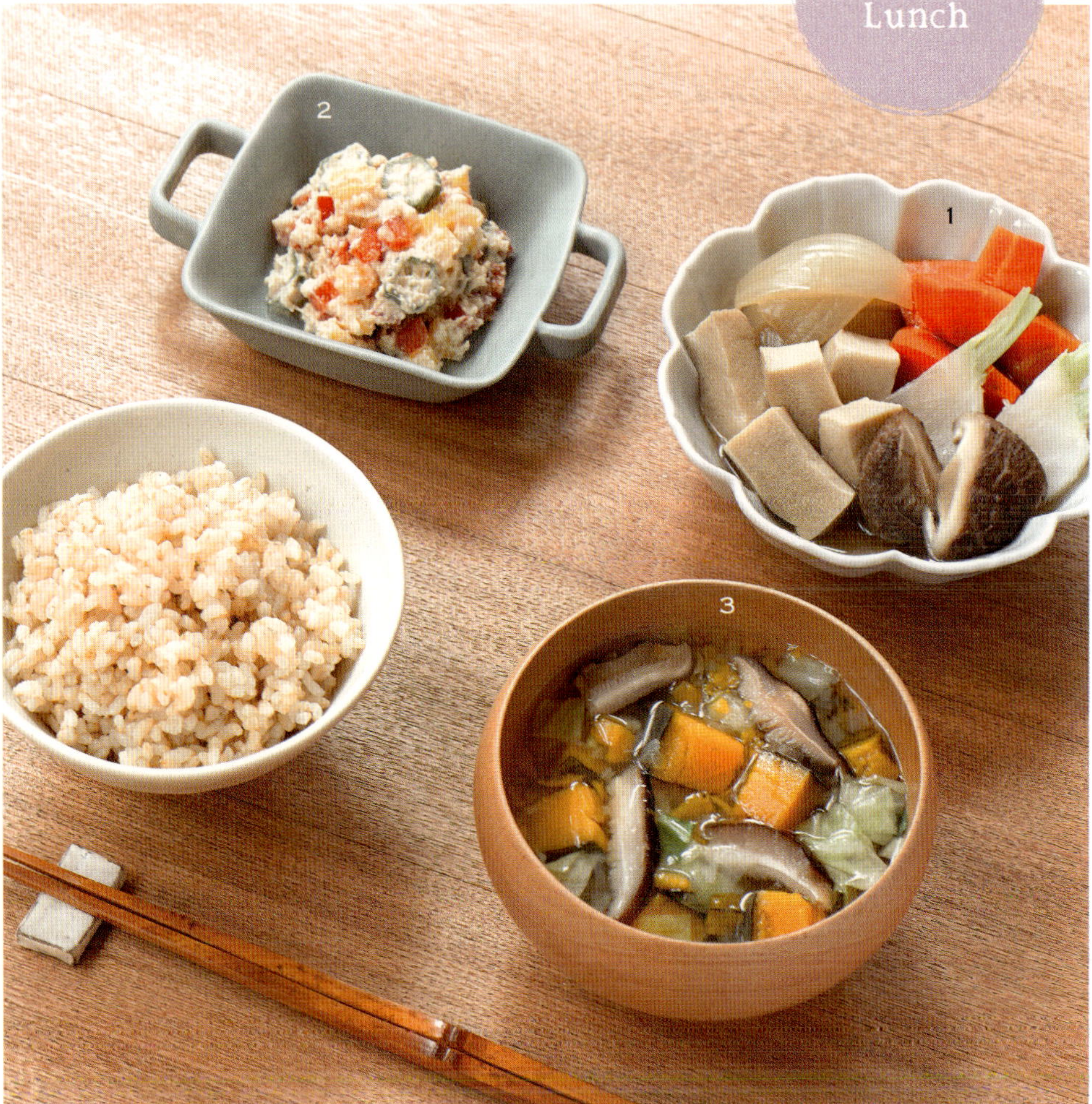

1 カブと高野豆腐の煮物

材料（2人分）

高野豆腐……1枚
カブ……1個
タマネギ……1個
ニンジン……1/4個
乾燥シイタケ……2枚
塩……ひとつまみ
A
乾燥シイタケのもどし汁……1/4カップ
しょうゆ……小さじ2

作り方

1 ボウルに高野豆腐を入れて熱湯を注いでもどし、水気を切って短冊切りにする。カブとタマネギはくし型切りに、ニンジンは乱切りにする。乾燥シイタケはボウルに入れて熱湯を注いでもどし、そぎ切りにする。

2 鍋に乾燥シイタケのもどし汁大さじ2（分量外）を入れ、高野豆腐、カブ、タマネギ、ニンジン、シイタケを重ね入れて塩をふる。タマネギがしんなりするまで弱火でウォータースチームにする。

3 **2**に**A**を加え、中火にかけて沸騰させる。弱火にし、高野豆腐に味がしみ込むまでウォータースチームにする。

2 パプリカとオクラの白和え

材料（2人分）

赤パプリカ……1/2個
黄パプリカ……1/2個
オクラ……1本
木綿豆腐……1/2丁
A
練りゴマ……大さじ1
味噌……大さじ1
塩、コショウ……適量

作り方

1 赤パプリカと黄パプリカは1cm角に、オクラは小口切りにする。

2 ボウルに木綿豆腐と**A**を入れて練り混ぜる。赤パプリカ、黄パプリカ、オクラを加えて和える。塩、コショウで味を調える。

3 甘い野菜のほっこりスープ

材料（2人分）

タマネギ……1/2個
キャベツ……1枚
カボチャ……100g
塩……ひとつまみ
水……3カップ
乾燥シイタケ（カット）……5g
塩麹……大さじ2～

作り方

1 タマネギはみじん切りに、キャベツは1cm角に、カボチャは小さめのひと口大に切る。

2 鍋に2～3mmの高さまで水（分量外）を入れ、キャベツ、タマネギ、カボチャを入れる。塩をふり、野菜がしんなりするまで弱火でウォータースチームにする。

3 **2**に水を加えて乾燥シイタケを入れ、シイタケがやわらかくなるまで弱火で煮込む。

4 カボチャをつぶし、塩麹で味を調える。

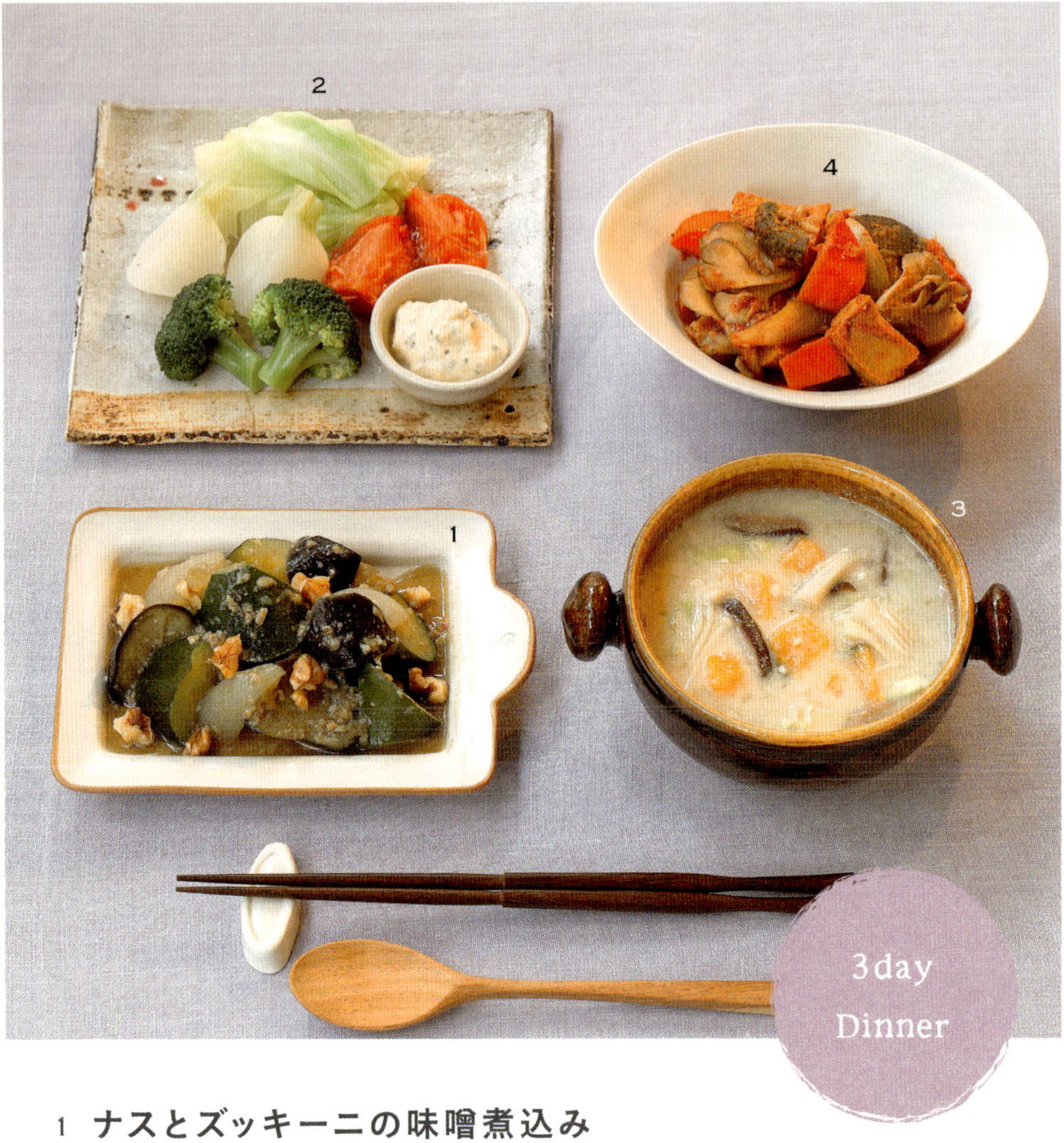

3day Dinner

1 ナスとズッキーニの味噌煮込み

材料（2人分）

ナス……1本
ズッキーニ……1本
タマネギ……1/2個
クルミ……4個
塩……ひとつまみ
A
- 味噌……小さじ2
- しょうゆ麹……大さじ1
- 水……大さじ2

作り方

1. ナスとズッキーニは乱切りに、タマネギはくし型切りにする。クルミは粗めにくだく。
2. 鍋に水大さじ2（分量外）、ナス、ズッキーニ、タマネギを入れて塩をふり、ナスがしんなりするまで弱火でウォータースチームにする。
3. 器でAを混ぜ合わせ、2に加えてさっと炒め合わせる。全体に味がしみこむまで弱火で1分程度煮る。器に盛り付けクルミを散らす。

2 蒸し野菜　グリーンマヨネーズ添え

材料（2人分）

キャベツ……1枚
カブ……1個
トマト……1個
ブロッコリー……4房
（お好みの野菜で）
塩……ひとつまみ

A
- 木綿豆腐……1/3丁
- 大葉……2枚
- タマネギ……1/8個
- 味噌……大さじ1
- 酢……小さじ2

作り方

1 キャベツは大きめのざく切りに、カブとトマトはへたを取り、ブロッコリーは小房に分ける。

2 鍋に水大さじ2（分量外）を入れて、キャベツ、カブ、トマト、ブロッコリーを重ねて入れ塩をふり、ブロッコリーが青々とした鮮やかな色になるまで弱火でウォータースチームにする。粗熱がとれたら野菜を取り出し、カブとトマトをくし型切りにする。

3 フードプロセッサーに**A**を入れて、なめらかになるまでまわす。

4 器に**2**を盛り付け、**3**のソースを添える。

3 甘い野菜の豆乳シチュー

昼のスープを
豆乳シチューにリメイク！

材料（1人分）

ニンニク……1片
エノキ茸……1/2袋
甘い野菜のほっこりスープ（P.63-3）
……1カップ
豆乳……1と1/2カップ
米粉……大さじ1
味噌……小さじ2～

作り方

1 ニンニクをすりおろす。エノキ茸の石づきを取り、半分に切る。

2 甘い野菜のほっこりスープの入った鍋にエノキ茸、豆乳、溶いた米粉、ニンニク、味噌を加えてよく混ぜて味を調え、中火にかける。沸騰食前に火を止める。

4 カブと高野豆腐のカレー煮込み

昼の煮物を
カレー風味にリメイク！

材料（1人分）

カブと高野豆腐の煮物（P.63-1）
……1カップ
マイタケ……1/2パック
カレー粉……小さじ2
トマトペースト……大さじ3
味噌……小さじ1

作り方

1 カブと高野豆腐の煮物を鍋のまま中火にかける。

2 沸騰したらほぐしたマイタケを入れ、弱火で1分ほど煮る。カレー粉、トマトペースト、溶いた味噌を加えて味を調える。マイタケがしんなりしたらできあがり。

旬を制する者はダイエットを制す！

野菜セレクト＆保存法＆食べ方・早見表

旬の野菜は栄養価がたっぷり。季節に合った野菜を賢く選び、
長持ちさせて、おいしい調理法でたくさん摂りましょう！

春

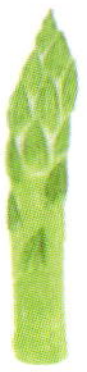

【トマト】
旬 3〜5月／**選び方** ヘタが鮮やかな緑色のものをセレクトして。／**保存法** ポリ袋に入れて野菜室へ入れる。／**おすすめの調理法** コトコト煮込めばアンチエイジング効果がアップ。

【アスパラガス】
旬 4〜6月／**選び方** 切り口が丸く、穂先がとじているものが◎／**保存法** 濡らした新聞紙に包み、ポリ袋に入れる。野菜室に立てて保存するのがベター。／**おすすめの調理法** ウォータースチームしてオイルをかけて食べれば美白促進作用が期待できる。

【菜の花】
旬 12〜3月／**選び方** つぼみが固く、花が咲いていないもの。／**保存法** 水で濡らした新聞紙に包んでポリ袋に入れる。野菜室に立てて保存。／**おすすめの調理法** 軽くウォータースチームをして食べれば、プリプリの肌に。

【セロリ】
旬 2〜4月／**選び方** 茎が太く、繊維の筋が目立つものを選んで。／**保存法** 葉と茎を別々のポリ袋に入れて野菜室で保存。／**おすすめの調理法** 生のまま食べると心が穏やかになる作用が。

【クレソン】
旬 4〜5月／**選び方** 葉がたくさんついていて、茎にひげ根がないものをセレクトして。／**保存法** グラスに水を入れてさし、葉の部分にポリ袋をかぶせて、冷蔵庫へ。／**おすすめの調理法** 生のまま食べることで、疲労回復効果がアップ。

【アシタバ】
旬 2〜5月／**選び方** 切り口が変色していないきれいなもので、茎が太すぎないもの。／**保存法** 水で濡らした新聞紙に包んでポリ袋に入れる。野菜室に立てて保存。／**おすすめの調理法** 生のまま食べると、デトックス作用がアップする。

【ミツバ】
旬 2〜4月／**選び方** 茎にツヤがあり、切り口が変色していないもの。／**保存法** 水で濡らした新聞紙に包んでポリ袋に入れて野菜室に。／**おすすめの調理法** 生のまま食べると、アンチエイジング効果が期待できる。

【ソラマメ】
旬 4〜6月／**選び方** さやにツヤがあり、筋が変色していないもの。／**保存法** ポリ袋に入れて、野菜室で保存。／**おすすめの調理法** さっと茹でると、代謝が促進される。

【ヤングコーン】
旬 4〜6月／**選び方** 皮の緑が濃いもの／**保存法** 濡らした新聞紙で包み、野菜室に立てる。／**おすすめの調理法** さっと茹でるのがおすすめ。ヘルシーなのに満足感がある。

【タケノコ】
旬 4〜5月／**選び方** 穂先が黄色か薄い黄緑色で切り口が白いもの。／**保存法** 時間が経つとえぐみがでてくるので、すぐに下ゆでをするのが◎。／**おすすめの調理法** ウォータースチームにすると疲労回復作用がアップ。

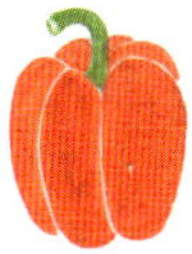

夏

【ナス】
旬 6～10月／**選び方** 濃い紫色で張りがあり、太さが均一のもの。／**保存法** 新聞紙に包み、涼しい場所で。／**おすすめの調理法** ウォータースチームをして食べると、アンチエイジング作用が期待できる。

【パプリカ】
旬 6～8月／**選び方** 肩が盛り上がり、ヘタがきれいな緑色のもの。／**保存法** 新聞紙に包んでポリ袋に入れて野菜室に入れる。／**おすすめの調理法** 生のまま食べることで、美肌効果が期待できる。

【キュウリ】
旬 6～8月／**選び方** 重みがあって、太さが均一なもの。曲がっていてもOK。／**保存法** ポリ袋に入れて、野菜室で保存して。／**おすすめの調理法** 生のまま食べることで、むくみ改善作用がアップする。

【ズッキーニ】
旬 7～9月／**選び方** 皮にツヤがあり、太さが均等なものを。／**保存法** 新聞紙に包み、ポリ袋に入れて野菜室で。／**おすすめの調理法** ウォータースチームにすれば、満足感があるのにヘルシーな一品に。

【レタス】
旬 5～7月／**選び方** ふんわり軽めで芯の直径が2㎝ぐらいのものをセレクト。／**保存法** 湿らせたキッチンペーパーの上から新聞紙で包み、ポリ袋に入れて野菜室に。／**おすすめの調理法** 生のまま食べると、便通改善効果が期待できる。

【モロヘイヤ】
旬 7～9月／**選び方** 茎がやわらかいもの。／**保存法** 濡らした新聞紙で包み、ポリ袋に入れて野菜室に入れて。／**おすすめの調理法** 生でもウォータースチームでもOK。アンチエイジング効果が高い。

【ツルムラサキ】
旬 7～9月／**選び方** ツヤと張りがあり、葉が肉厚のものを。／**保存法** 濡らした新聞紙に包んでポリ袋に入れ、野菜室に立てる。／**おすすめの調理法** 生でもウォータースチームでもOK。

【オクラ】
旬 6～10月／**選び方** 小ぶりで、細かいうぶ毛でおおわれているもの。／**保存法** 常温。夏場は新聞紙に包んでポリ袋に入れ、野菜室に。／**おすすめの調理法** さっとウォータースチームをすると、免疫力がアップ。

【ゴーヤ】
旬 7～9月／**選び方** 濃い緑色。イボに隙間がないものを。／**保存法** 新聞紙に包んでポリ袋に入れて野菜室に入れる。／**おすすめの調理法** ウォータースチームで調理するとデトックス効果が上がる。

【ミョウガ】
旬 6～8月／**選び方** 根元が細く、紅色が鮮やかなもの／**保存法** 濡らしたキッチンペーパーで包んでポリ袋に入れる。／**おすすめの調理法** 生のままで和えて食べるとデトックス作用が高くなる。

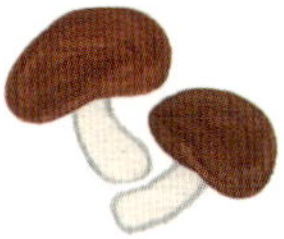

秋

【タマネギ】
旬 8～10月／**選び方** 頭の先がしまり、芽が出ていないもの。／**保存法** 乾燥した冷暗所。＊春に出回る新タマネギは日持ちしないので2～3日で食べきること。／**おすすめの調理法** 腸内を整える効果があるのでウォータースチームで甘さを出して。

【カボチャ】
旬 9～10月／**選び方** ヘタの周りが凹んでいて、乾燥しているもの。／**保存法** 種とわたを取り、ラップに包んで野菜室に。／**おすすめの調理法** ウォータースチームして甘味を出すと美肌力がアップする。

【レンコン】
旬 9～12月／**選び方** 丸みがあって太く、穴の大きさが揃っているものをセレクトしよう。／**保存法** 節がついているものは新聞紙、切ったものはラップで包んで野菜室に。／**おすすめの調理法** 食感をいかすならさっとウォータースチームを。風邪予防にも◎

【ショウガ】
旬 5～9月／**選び方** 皮に傷が少なく、大きなかたまりが◎／**保存法** ラップをして冷蔵庫で保存。すりおろしや千切りは冷凍保存も可能。／**おすすめの調理法** 生のまま食べると酵素をたくさん摂取できる。

【ニンジン】
旬 9～11月／**選び方** 肩の部分までオレンジ色のものが◎／**保存法** ポリ袋に入れて野菜室へ。／**おすすめの調理法** 生のままで食べるのがGOOD。多くの酵素を摂取できる。

【サツマイモ】
旬 9～11月／**選び方** 太くて短い形で色ムラが少ないもの。ハリがあるものがベター。／**保存法** 風通しのいい冷暗所で保存を。／**おすすめの調理法** ウォータースチームで甘みをひきだすのが◎

【サトイモ】
旬 9～12月／**選び方** 皮に泥が付いたもので、湿っている状態のもの。／**保存法** 新聞紙に包んで冷暗所へ。／**おすすめの調理法** ウォータースチームして甘味を出せば、免疫力アップ。

【ジャガイモ】
旬 8～12月／**選び方** 皮がなめらかな状態で凹凸が少ないもの。／**保存法** 新聞紙に包んで風通しのいい冷暗所へ。／**おすすめの調理法** ウォータースチームして甘味を出すと食べ応えがアップ。

【キノコ類】
旬 シイタケ、シメジは9～11月、マイタケは10～11月、エノキタケは10～12月、エリンギは9～12月。／**選び方** 肉厚なもの。／**保存法** 野菜室で保存。／**おすすめの調理法** ウォータースチームをすると、コクと旨味がアップする。

【落花生】
旬 9～10月／**選び方** さやが固めで、引きしまっているもの。／**保存法** 生のまま保存せずに、茹でてから保存容器に入れて冷蔵庫へ。／**おすすめの調理法** さっと茹でて食べれば、免疫力をアップさせる作用が。

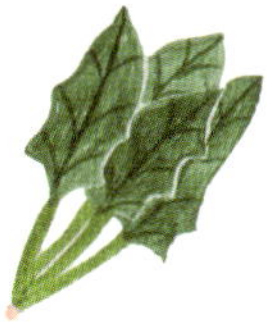

冬

【ホウレンソウ】
旬 11〜2月／**選び方** 根元が太く、赤い色をしているものが◎／**保存法** 濡らした新聞紙で包んでポリ袋に入れる。野菜室に立てて保存。／**おすすめの調理法** さっと茹でて、良質の油をかけて食べればアンチエイジング効果が期待できる。

【コマツナ】
旬 12〜3月／**選び方** ハリがあり、茎が太めのものをセレクト。／**保存法** 濡らした新聞紙で包みポリ袋に入れる。野菜室に立てて保存する。／**おすすめの調理法** 生のまま食べればビタミンCを補給できるので、美肌につながる。

【ハクサイ】
旬 10〜2月／**選び方** 外側の葉がきれいな緑色で白い部分にツヤがあるもの。／**保存法** ラップで包み野菜室に立てて保存／**おすすめの調理法** 生のまま食べても鍋に入れても。ヘルシーなのでたくさん食べてもOK。

【ニラ】
旬 11〜3月／**選び方** 葉の幅が広く肉厚なものがベター。／**保存法** 新聞紙に包んでポリ袋に入れ、野菜室に立てて保存する。／**おすすめの調理法** さっとウォータースチームして食べると殺菌作用アップ。

【ネギ】
旬 11〜2月／**選び方** 葉の部分が緑色でみずみずしく白い部分に弾力があるものを。／**保存法** 新聞紙に包んで冷暗所へ。／**おすすめの調理法** ウォータースチームしてから食べると、体が温まるので冷え対策に。

【ブロッコリー】
旬 1〜3月／**選び方** 表面に固さがあり、盛り上がっているもの。／**保存法** 濡らしたキッチンペーパーを巻いてポリ袋に入れて野菜室へ。／**おすすめの調理法** ウォータースチームして食べると、美肌効果がアップ。

【カブ】
旬 11〜2月／**選び方** 葉との境目に変色がなく、肩の部分が盛り上がっているもの。／**保存法** 葉と根の部分をわけて、それぞれポリ袋に入れて野菜室へ。／**おすすめの調理法** ウォータースチームすると甘味がアップする。

【ダイコン】
旬 11〜3月／**選び方** ヒゲ根の穴が均一に並んでいて、少なめのもの。／**保存法** 新聞紙に包んで、冷暗所で保存。葉はその日に使いきること。／**おすすめの調理法** 生で食べるとデトックス効果が。火を通して甘さを出しても◎

【ヤマイモ】
旬 10〜12月／**選び方** 凹凸が少なく、表面に湿り気があるもの。／**保存法** 新聞紙に包んで冷暗所へ。／**おすすめの調理法** 軽くウォータースチームして、食感を残して食べ応えをアップさせて。

【ゴボウ】
旬 10〜12月／**選び方** 先端以外の太さがほぼ均一でヒゲ根の少ないものをセレクトして。／**保存法** 新聞紙に包んで冷暗所へ。／**おすすめの調理法** ウォータースチームにするとデトックス作用が高くなる。

インナービューティーダイエット中に食べたい！

おいしいスイーツ＆飲みものリスト

体にやさしい素材で作ったスイーツ＆飲みものをご紹介します。
満足できる味わいなので、ダイエットが楽しくなりそう！

イチゴのほのかな甘みが心をリラックスさせてくれる

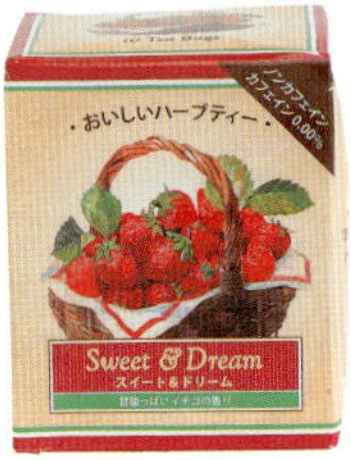

ローズヒップ、ハイビスカスに甘いイチゴの香りを配合したオーガニックハーブティー。口当たりがいいので、ハーブティーが初めての人でもおいしくいただけます！

おいしいハーブティー スイート＆ドリーム
10個入り411円／生活の木
問 http://www.treeoflife.co.jp

100％オーガニックハーブを使用したカフェインフリーのハーブティー

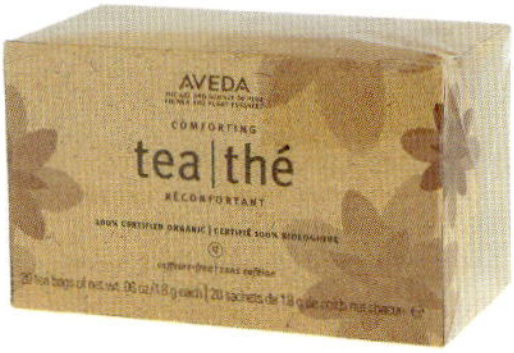

オーガニックのハーブのみを使って作られた、無香料＆保存料無添加の体にうれしいハーブティー。ペパーミントやリコリスのスッキリした味わいが魅力です。

コンフォーティング ティー（ティーバッグ）
20袋入り2,376円／アヴェダ
問 http://www.aveda.jp

体にやさしいカフェインレスのコーヒー

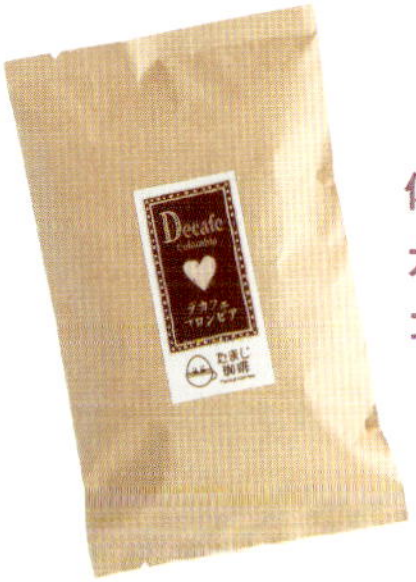

独自の製法により、カフェインを97％カット。化学物質も使っていないという香り豊かなコーヒー。妊娠中、授乳中、胃腸の調子がすぐれないときでも、安心していただけます。

デカフェ　コロンビア
648円／たまじ珈琲（Copeco）
問 http://www.copeco.jp

爽やかな酸味が魅力のオーガニックハーブティー

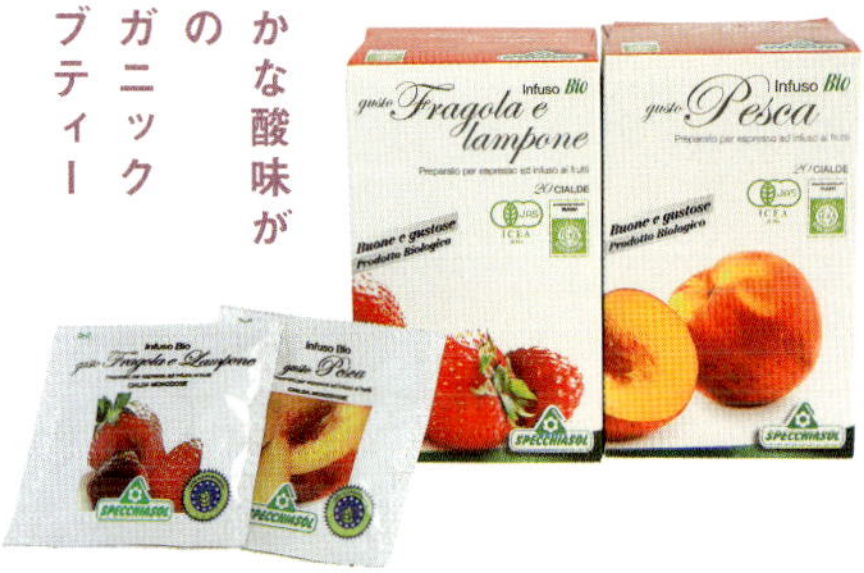

ローズヒップティーをベースに、ラズベリーとストロベリーのフレーバーを加えた「ダブルベリー」、ピーチフレーバーをプラスした「ピーチ」。気分に合わせてセレクトを。

スペッキアソル　オーガニック・ローズヒップティー
左・ダブルベリーフレーバー、右・ピーチフレーバー
各20袋入り1,944円／南青山マメーズ
問 http://www.mames.jp

＊価格は税込。掲載データは2015年6月現在のものです。

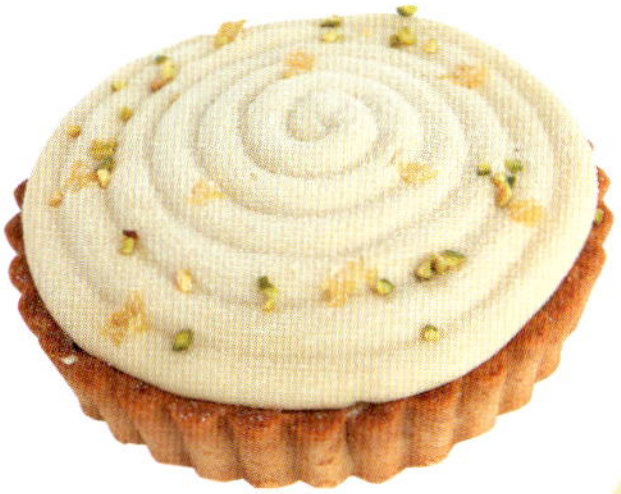

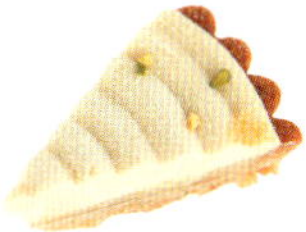

国産レモンを使った ふわふわ豆乳クリームタルト

自家製レモンピール入りのふんわりとした豆乳クリームと、甘酸っぱいレモンゼリーが絶妙なハーモニー。爽やかなレモンの風味が口いっぱいに広がります！
クレーム・タルト・オ・シトロン
2,916円／ビオクラ（ビオクラスタイル）
問http://www.biokura.jp

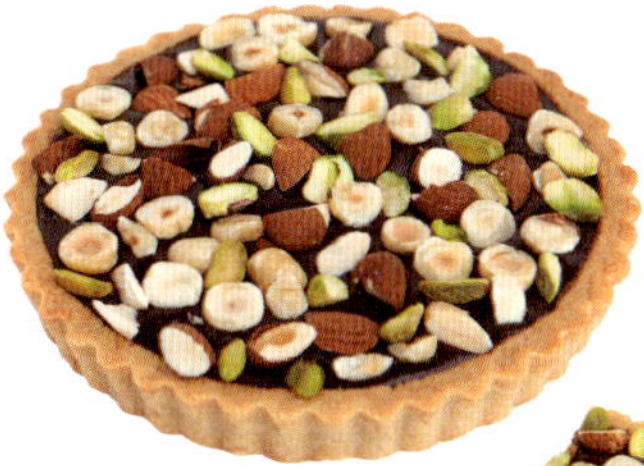

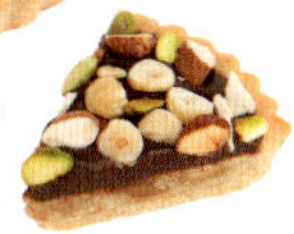

オーガニック＆国産素材の チョコレートタルト

牛乳や小麦粉は一切使わず、砂糖も上白糖の代わりにメープルシロップや米飴などを使用。ナッツなども有機JAS認定のオーガニック。こだわりのチョコレートタルトをぜひ。
プレミアムチョコレートタルト森羅（SHINRA）
5,940円／鎌倉ツリープ
問http://www.treep.jp

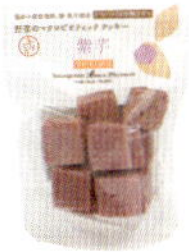

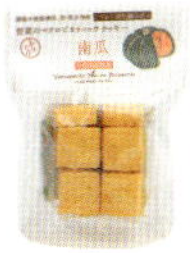

国産の小麦粉を使用した 保存料ゼロのクッキー

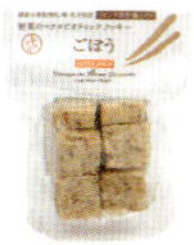

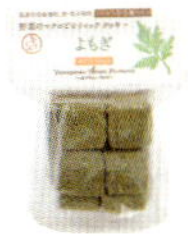

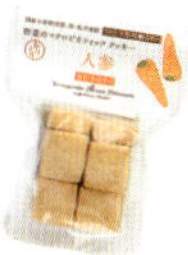

厳選した国産小麦粉を100％使用し、乳、卵不使用で作られた、素朴な味わいのクッキー。南瓜、紫芋、よもぎ、ごぼう、人参の5つの味が楽しめます。
野菜のマクロビオティッククッキーセット
（ブロック5種）
1,491円／ビオクラ（ビオクラスタイル）
問http://www.biokura.jp

食べても罪悪感ゼロ！ 無添加ドライフルーツセット

仕事に美容にがんばる女子たちのために作られた1週間分のドライフルーツセット。味はバナナ、プルーン、デーツ、アプリコット、白イチジク、パイナップル、クルミ。
無添加フルーツのジュエリーBOX
～女子力UPの一週間～
1500円／Copeco
問http://www.copeco.jp

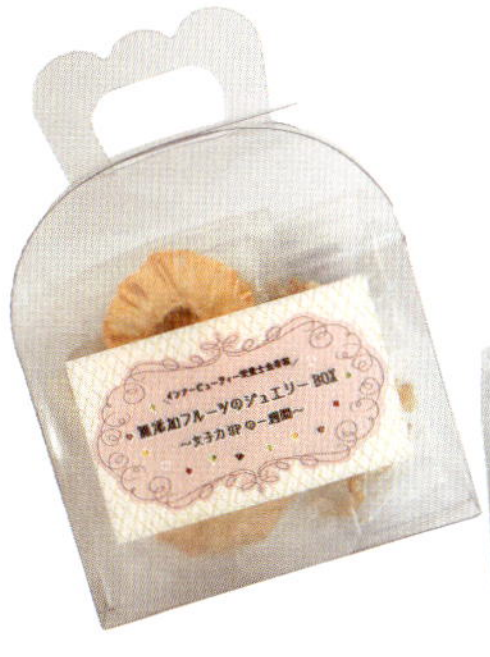

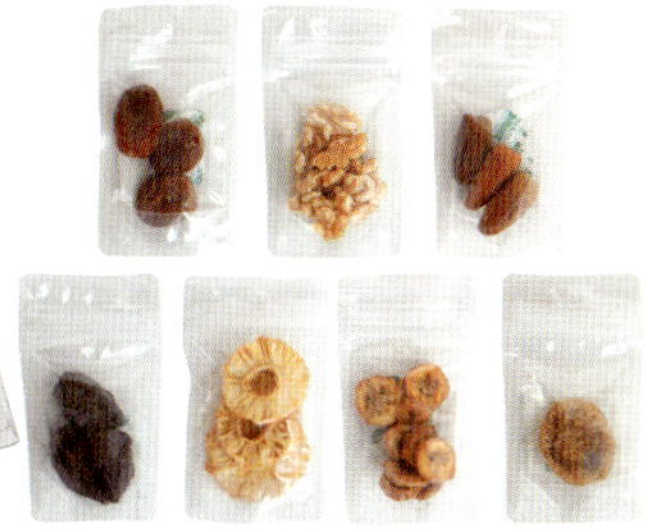

Column 4

木下あおい 食と私のバイオグラフィ

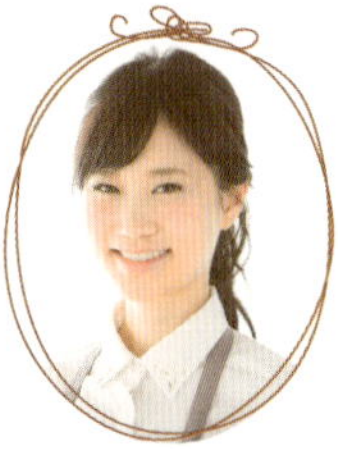

〈外側からの美ばかり追い求めていた大学生編〉

私がどんなふうに食と関わり、成長していったかをご紹介。
次は大学生時代にタイムスリップ！

栄養学を学ぶため、大学に進んだ理由は、自分がもっときれいになりたかったから。とはいえ、大学生の私は料理が大嫌いでした。包丁の持ち方も野菜の炒め方も全然わからなかったんです。授業での実習は、料理が得意な友達が調理をして、私は洗いもの担当だったんですよ（笑）。

しばらくすると、仲のいい友達とルームシェアをしてふたり暮らしを始めました。家でも自炊はせずに、食事はできあいの惣菜ばかり。栄養学の知識はあったのに、体にいいものを摂らない毎日で、自分に嫌気がさしましたが、目をそらしていました。

この頃は女子大生サークルを立ち上げたので、その活動に夢中に。みんなでドレスアップをして、素敵なレストランに食事に行くというイベントをしていました。でも実は、食事なんてどうでもよくて、洋服やアクセサリー、ヘアスタイルなどの外見しか意識していませんでした。

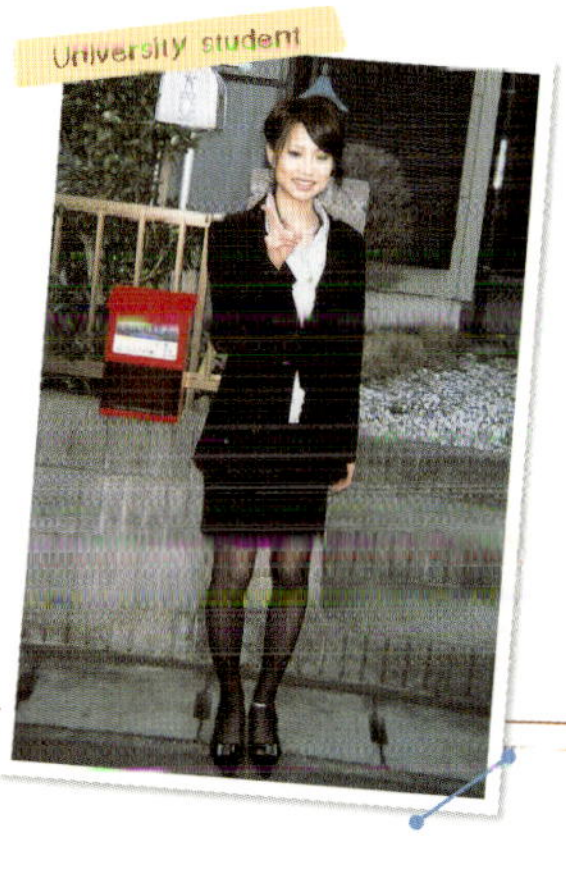

LESSON 5

体のお悩みを解決！

不調別・食べ方指南

現代女性を悩ませている

便秘、むくみ、イライラ、冷え、肌トラブルなどの不調……。

これらの症状をやわらげる養生法と料理のレシピをご紹介！

不調別の養生法&料理レシピ

心身に不調を感じたら、食生活を振り返ってみて。
必要なものが不足していたり余分なものを摂っていたり……。
食生活から改善すれば不調知らずに！

CASE 1 便秘

便秘の原因と解決法

便秘になると腸内に悪玉菌が増え、悪玉菌が生んだ有害物質が血液を介して全身をめぐります。汚れた血液は肌のくすみや吹き出ものの大きな原因に。

便を形成しているのは食物繊維や老廃物、水分などです。このため食物繊維が足りないと便が形成できません。便が少しは出ていても小さくコロコロしていたら食物繊維が足りない証拠。便を形成して腸を刺激するのは不溶性食物繊維ですが、水溶性食物繊維には腸内環境を整えるという役割があります。このため、どちらもバランスよく摂取することが大切。また、便をつなぐ役割がある米を抜くと便秘になりやすくなります。

便は副交感神経が優位なときに出るもの。姿勢を正して深く呼吸をし、リラックスする時間を持つことも大切です。

便秘に効果的な食材

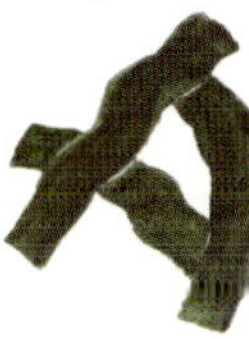

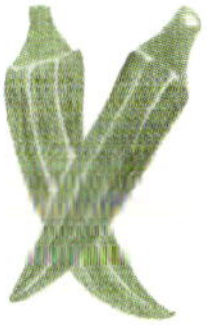

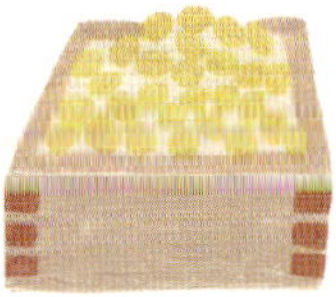

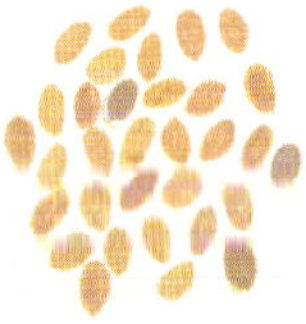

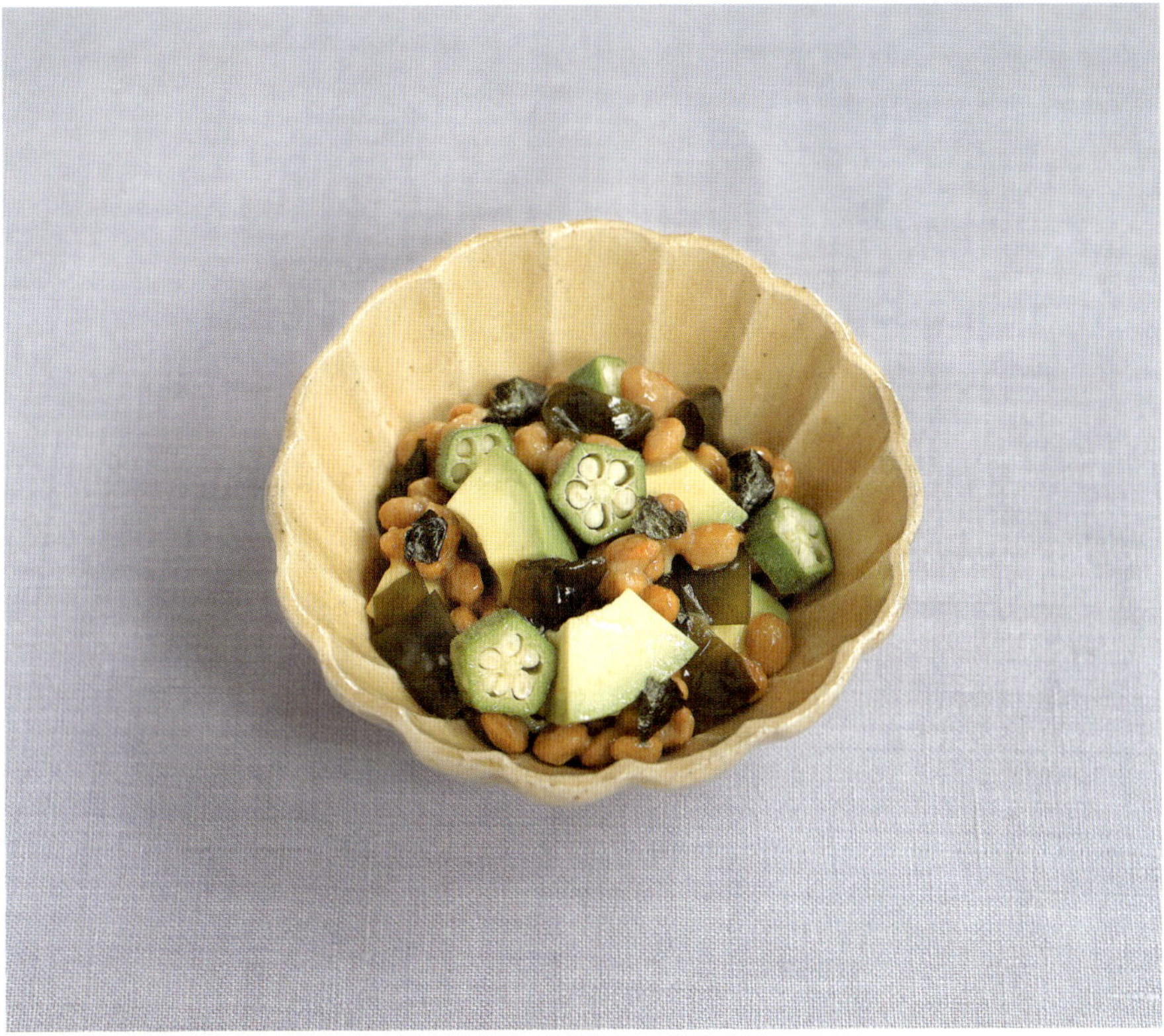

〈この症状に効くレシピ〉 アボカドと納豆のワサビ和え

材料（2人分）

アボカド …… 1/2個
レモン汁 …… 小さじ2
乾燥ワカメ …… 5g
オクラ …… 2本
納豆 …… 2パック
A
- しょうゆ …… 小さじ2
- 塩麹 …… 小さじ1
- ワサビ …… 適量

海苔 …… 1/2枚

作り方

1. アボカドはひと口大に切ってレモン汁をかける。ボウルに乾燥ワカメを入れ、熱湯を注いでもどす。オクラは小口切りに、納豆はパックに入れたまま混ぜておく。
2. ボウルに**A**を入れて混ぜ合わせ、納豆を加えて和える。
3. **2**にオクラ、アボカド、水気を切ったワカメ、細かくちぎった海苔を入れ、全体をよく混ぜ合わせる。

CASE 2

むくみ

むくみの原因と解決法

むくみの大きな原因は塩分の摂り過ぎ。塩分は主にナトリウムからできていますが、摂り過ぎると体内のナトリウム濃度を薄めるために体は水分を溜め込みます。これがむくみとなるのです。自然の海塩や岩塩ならナトリウムを体外に排出させるカリウムなど、ナトリウム以外のミネラルもバランスよく含まれていますが、精製された塩の場合、ナトリウムしか含まれていません。普段から精製塩を使っていたり、外食が続いたりするとさらにむくみやすいのです。

　むくみを解消するには、水分を体外に排出するカリウムを意識して摂りましょう。水分の循環をよくする作用があるタンパク質も効果的です。

　冷えやずっと同じ姿勢でいることによる血流障害も、むくみの原因になるので要注意です。

むくみに効果的な食材

モロヘイヤ

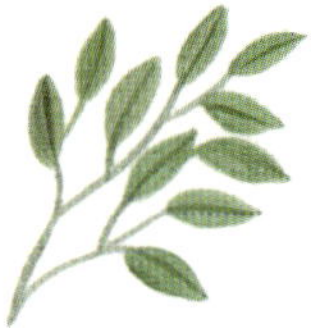

トマト

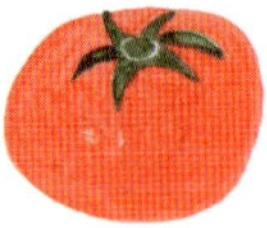

豆類

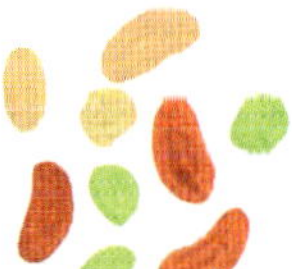

キュウリ

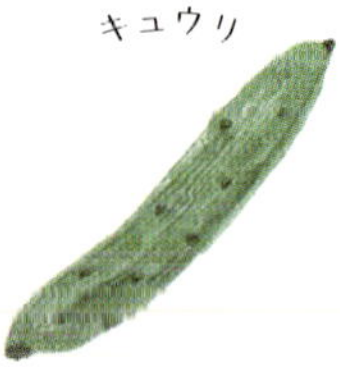

オレンジ

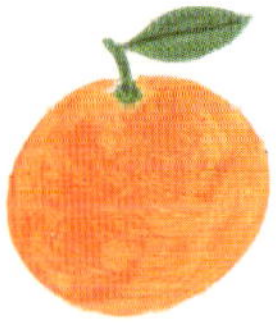

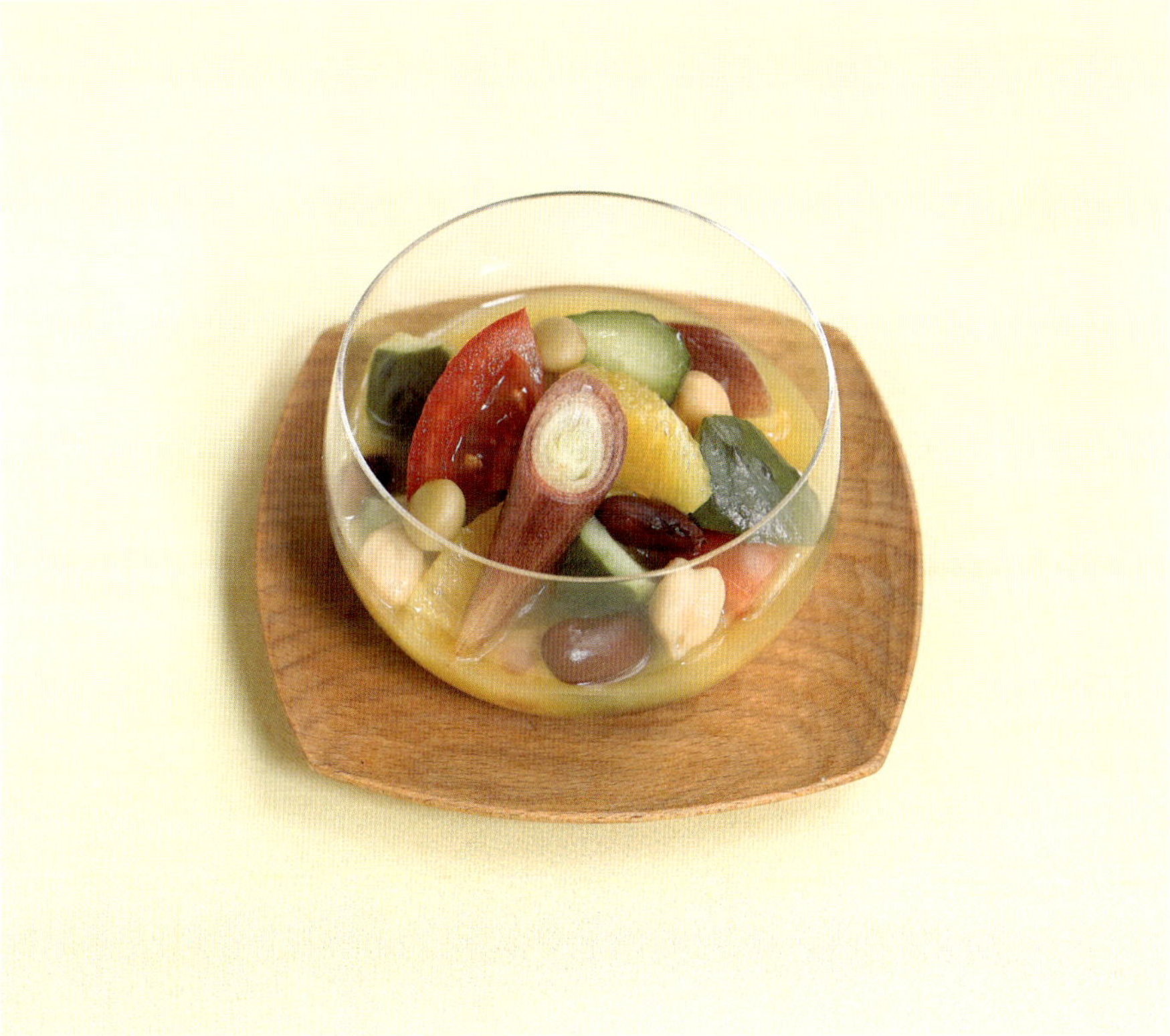

〈この症状に効くレシピ〉 ミックスビーンズとオレンジのピクルス

材料（2人分）

オレンジ …… 1/2個
キュウリ …… 1/2本
トマト …… 1個
ミョウガ …… 1個
◎ピクルス液
A
- オレンジジュース …… 200cc
- 黒酢 …… 大さじ1〜
- 塩麹（お好みで）…… 適量

ミックスビーンズ（水煮）…… 50g

作り方

1 オレンジは皮をむいてひと口大に切る。キュウリは乱切りにする。トマトはひと口大に、ミョウガは斜め半分に切る。

2 ボウルにAを入れて混ぜ合わせ、ミックスビーンズと1を加えて一晩漬け込む。塩麹はお好みで加える。

CASE 3
イライラ

イライラの原因と解決法

最近イライラすることが多い人は、甘いものを食べ過ぎているのかもしれません。糖質は体内でビタミンB_1と一緒になってはじめてエネルギーとなります。

つまり甘いものを食べ過ぎていると、体内のビタミンB_1が不足してしまうのです。ビタミンB_1は疲労回復の作用がある栄養素といわれています。不足すると慢性的な疲労を感じるようになり、イライラしやすくなるのです。また神経を鎮めるカルシウムや血液の材料となる鉄分、ストレス解消に役立つビタミンCが不足することも、イライラの原因となります。

　イライラを解消するためには、こうした栄養素を意識して摂取すること。さらによくかむことも効果的です。かむだけで副交感神経にスイッチが入り、気持ちが落ち着くのです。

イライラに効果的な食材

ニンニク
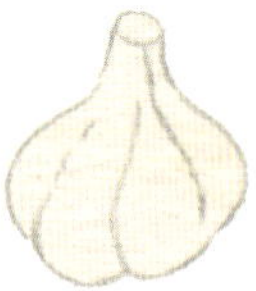

モロヘイヤ
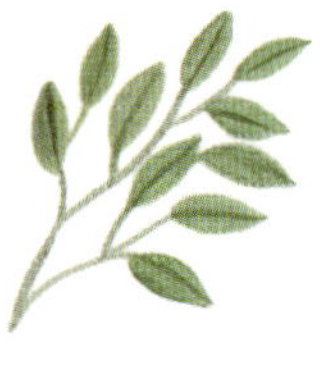

赤パプリカ
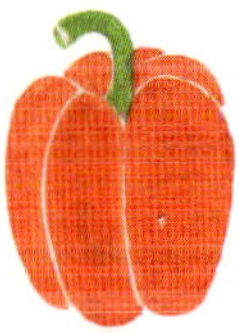

ゴマ
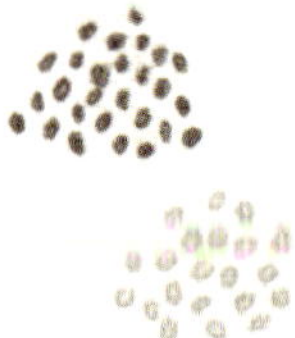

玄米
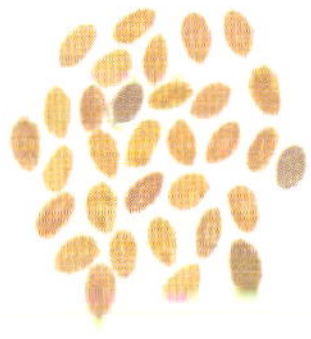

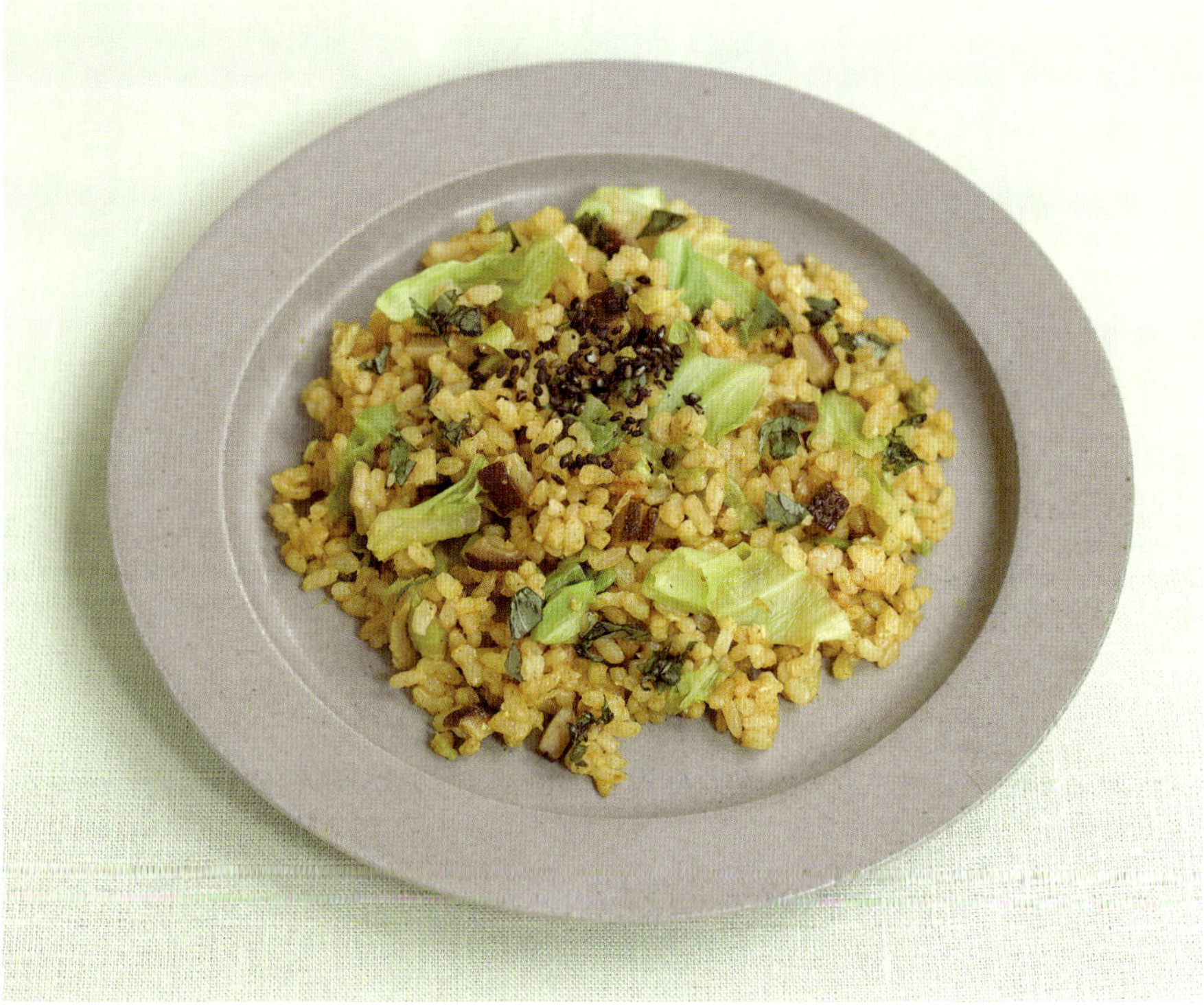

〈この症状に効くレシピ〉 モロヘイヤの玄米チャーハン

材料（2人分）

モロヘイヤ（お好きな青菜でも可）
……1株
キャベツ……2枚
ニンニク……1片
乾燥シイタケ……2枚
酒……大さじ2
塩麹……大さじ1
玄米（炊いたもの）……200g
カレー粉……小さじ2
しょうゆ……小さじ1
黒炒りゴマ……大さじ1

作り方

1 モロヘイヤはみじん切りに、キャベツはざく切りにする。ニンニクはすりおろす。ボウルに乾燥シイタケを入れて熱湯を注いでもどし、5㎜角に切る。

2 鍋に酒、モロヘイヤ、シイタケ、キャベツ、ニンニクを入れ、塩麹を加えてキャベツがしんなりするまで弱火でウォータースチームにする。

3 ほぐした玄米、カレー粉、しょうゆを加え、カレー粉が全体になじむまで木べらでざっくりと炒め合わせる。

4 器に盛り、黒炒りゴマを散らせばできあがり。

CASE 4

冷え

冷えの原因と解決法

男性よりも代謝が低い女性はそもそも体が冷えやすいもの。特に冷える人は、生野菜など体を冷やす食べものを摂り過ぎている可能性があります。冷えは美しさにとっては大きなダメージ。冷えていると血行が悪く、取り込んだ栄養素が体のすみずみまで行きわたらないのです。

冷えを解消するためには体を内側から温めることが効果的。特に根菜類には体を温める力があります。根菜は冬が旬の野菜ですが、冷える人は夏に食べるのも手です。血行をよくすることも冷えの改善につながるので、血流をアップするビタミンB群が豊富な乾物や味噌、血行を促進するビタミンEが豊富なアーモンドなども効果的です。体に冷えを感じたらよくかんで食事をして。内臓が活発に動き出すので体温アップが期待できます。

冷えに効果的な食材

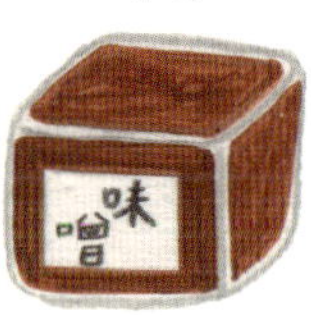
味噌
味
噌

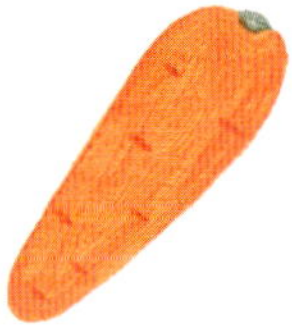
ニンジン

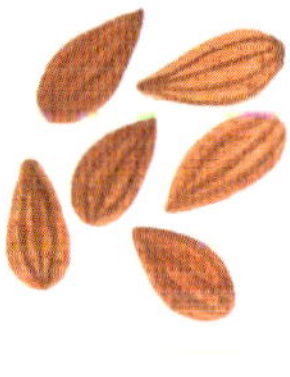
アーモンド

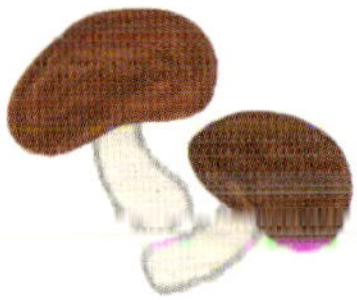
シイタケ

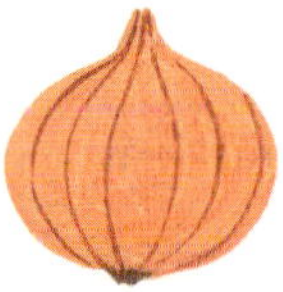
タマネギ

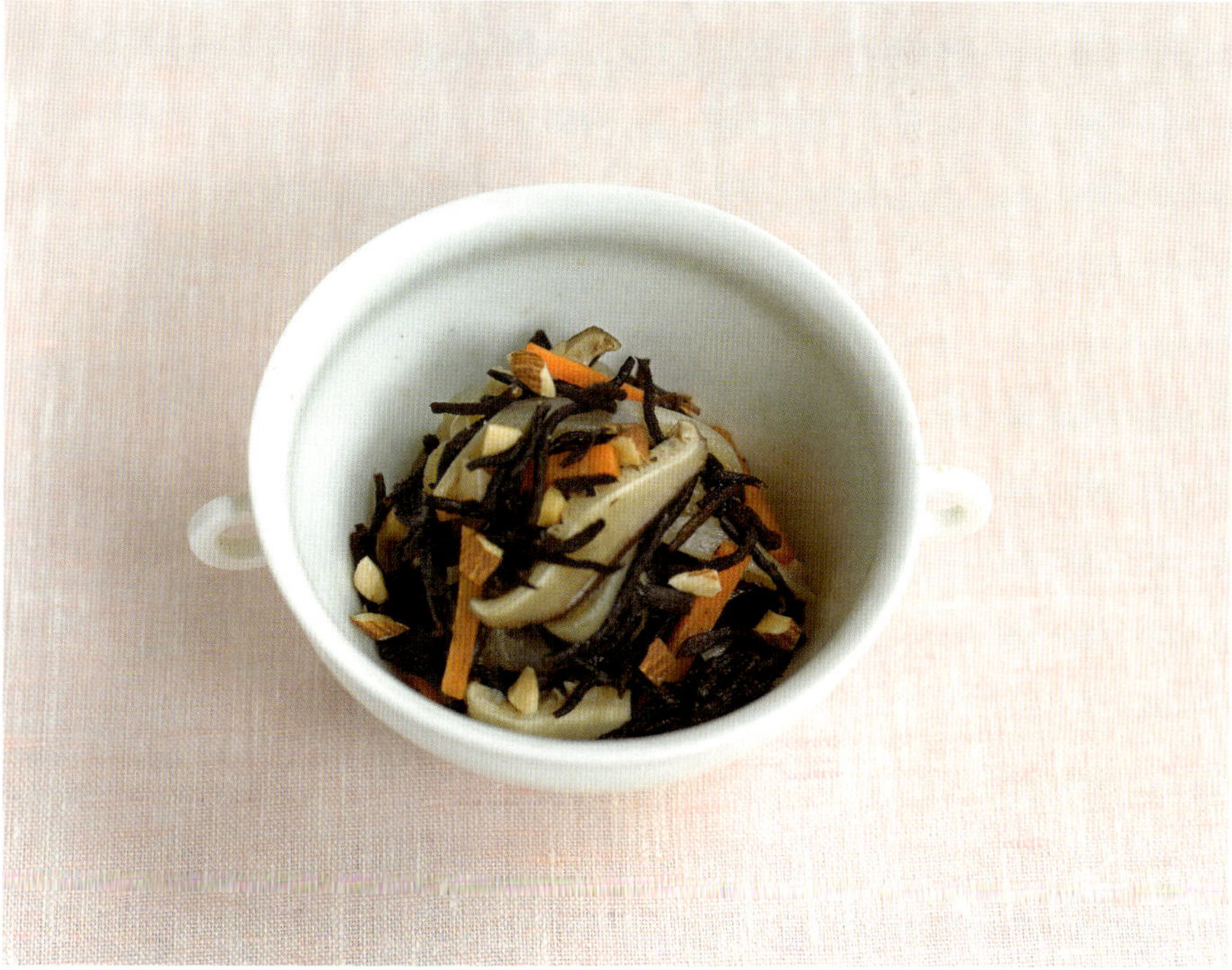

〈この症状に効くレシピ〉 ヒジキとシイタケの煮物

材料（2人分）

乾燥ヒジキ……5g
乾燥シイタケ……2枚
乾燥シイタケのもどし汁
……50cc
タマネギ……1個
ニンジン……2cm
アーモンド……4個
塩……ひとつまみ
しょうゆ……小さじ2

作り方

1 ボウルに乾燥ヒジキを入れて熱湯を注いでもどし、水で軽く洗って臭みをとる。別のボウルに乾燥シイタケを入れて熱湯でもどし、薄切りにする。シイタケのもどし汁は捨てずにとっておく。

2 タマネギは薄切りに、ニンジンは細切りにする。アーモンドは粗めにくだく。

3 鍋に乾燥シイタケのもどし汁大さじ2、シイタケ、タマネギを入れ、塩をふる。タマネギがしんなりするまで弱火でウォータースチームにする。

4 **3**に残りの乾燥シイタケのもどし汁、ニンジン、水気を切ったヒジキを入れてしょうゆを加える。ニンジンがしんなりするまで弱火でウォータースチームにする。

5 全体を混ぜ合わせて器に盛り、アーモンドを散らす。

CASE 5

肌トラブル

肌トラブルの原因と解決法

吹き出ものやくすみ、シミなど肌トラブルの根本的な原因は、腸が汚れていること。腸に老廃物が溜まると有害物質が発生し、それが血液を介して体中をめぐり、肌の質を悪化させるのです。特に吹き出ものは免疫力の低下が原因といわれていますが、腸をきれいにすることは、免疫力を高めて吹き出ものをできにくくすることにもつながるのです。

　また、肌の老化を促進する原因となるのが、活性酸素。これは酸化した油と精製された砂糖によって大量に発生するので、揚げものや甘いお菓子を食べ過ぎていないか振り返ってみて。

　さらに、シミやそばかすが気になるときはビタミンC、乾燥が気になるときはビタミンAが効果的です。ビタミンA、C、Eを摂ると抗酸化力がアップし、美肌力が高まります。

肌トラブルに効果的な食材

ハトムギ

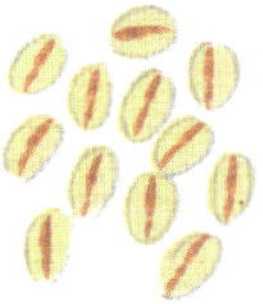

赤パプリカ

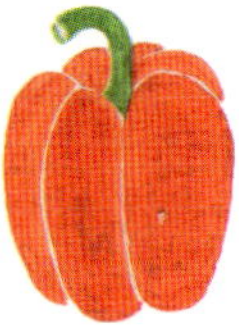

ココナッツオイル

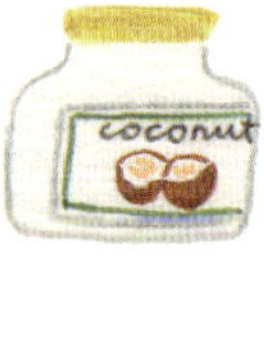

クルミ

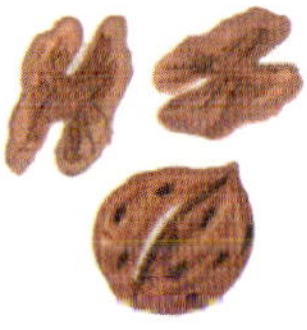

トマト

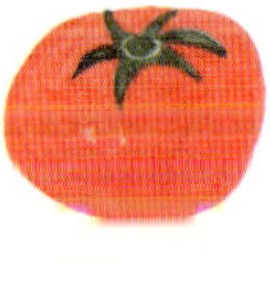

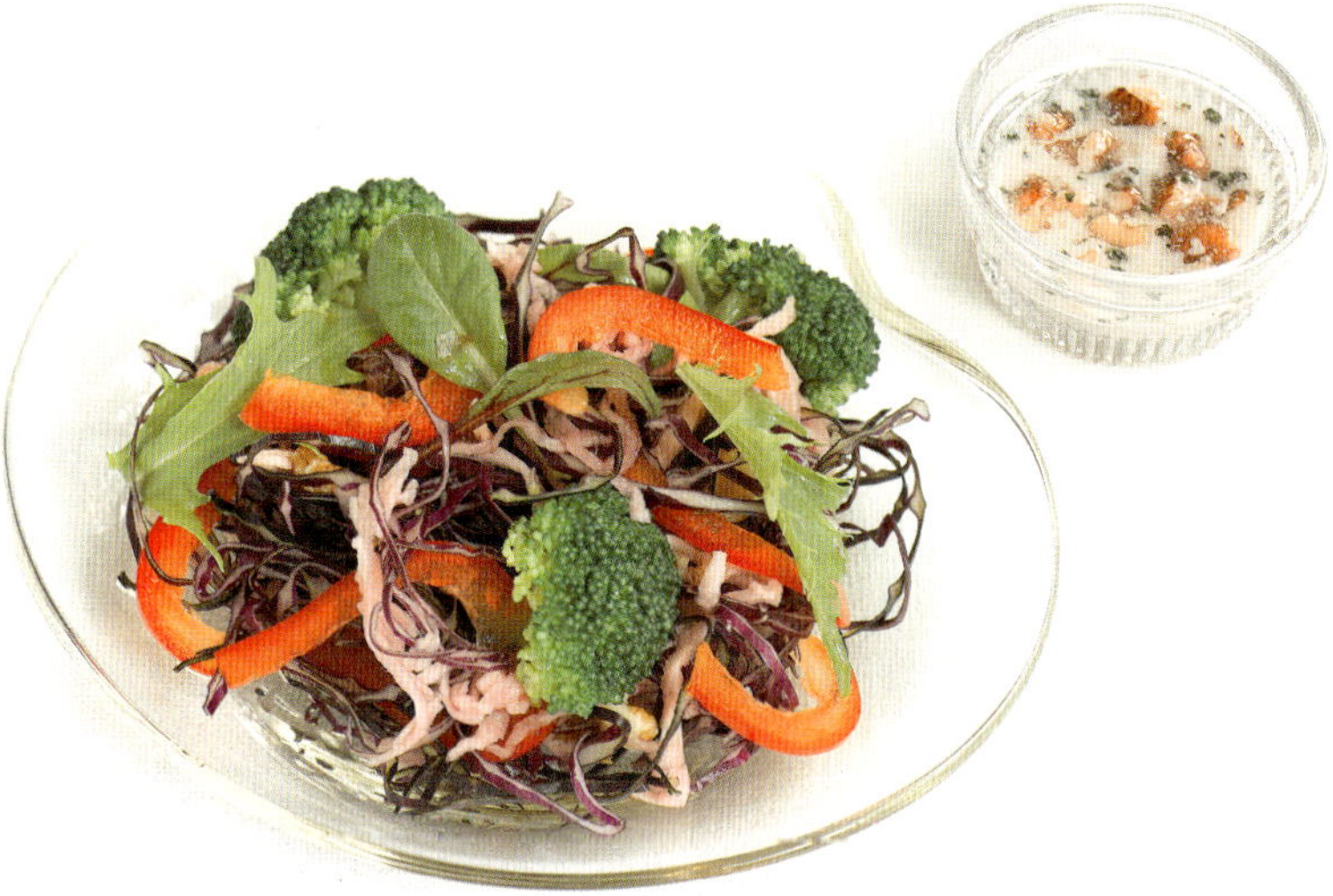

〈この症状に効くレシピ〉

赤パプリカのココナッツオイル風味シーザーサラダ

材料(2人分)

赤パプリカ …… 1個
紫キャベツ …… 2枚
ブロッコリー …… 6房
切干大根 …… 20g
梅酢 …… 適量
クルミ …… 4個

◎ドレッシングの材料

A
豆乳 …… 大さじ4
塩麹 …… 大さじ1
ココナッツオイル …… 大さじ1
パセリ …… 適量

ベビーリーフ …… 適量

作り方

1 赤パプリカと紫キャベツはせん切りにする。ブロッコリーは沸騰した湯で1分ほど茹でる。切干大根はほぐして軽く水洗いし、梅酢に漬けて色づいたら取り出す。クルミは粗めにくだいておく。

2 ボウルにAとクルミを入れて混ぜ合わせる。

3 器にベビーリーフ、赤パプリカ、紫キャベツ、ブロッコリー、水気を切った切干大根を盛り付けて、2をまわしかける。

Column 5

木下あおい 食と私のバイオグラフィ

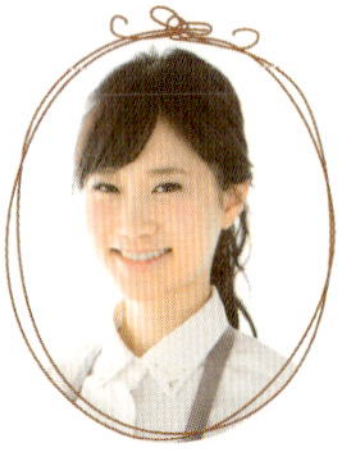

〈やっと目標が見つかった社会人編〉

私がどんなふうに食と関わり、成長していったかをご紹介。次は社会人になったばかりの頃にタイムスリップ！

大学卒業後、メーカーへの就職は決まったけれど〝これでいいの？〟というモヤモヤが消えませんでした。そんなときふと思いつき、マクロビオティック料理教室に行きました。それが運命の出会い。

授業の中で〝食べものが心と体のきれいを作ること〟〝食べものを通じて自然と調和すること〟など、大切なことをたくさん学びました。知れば知るほど、「食の大切さを多くの女性に広める仕事がしたい」という気持ちが大きくなりましたね。

そして一大決心。3カ月で会社を辞め、友達のレストランを手伝ったりして経験を積み始めました。

そんな日々の中で、〝自分の料理を人に食べてもらいたい〟と思うようになり、女友達を集めた食事会を自宅で開催するようになりました。来てくれた人たちから、ダイエットに特化した料理教室をしてほしいという声が多くなり、始めたのがインナービューティーダイエット専門のクッキングサロンなんです。

Member of society

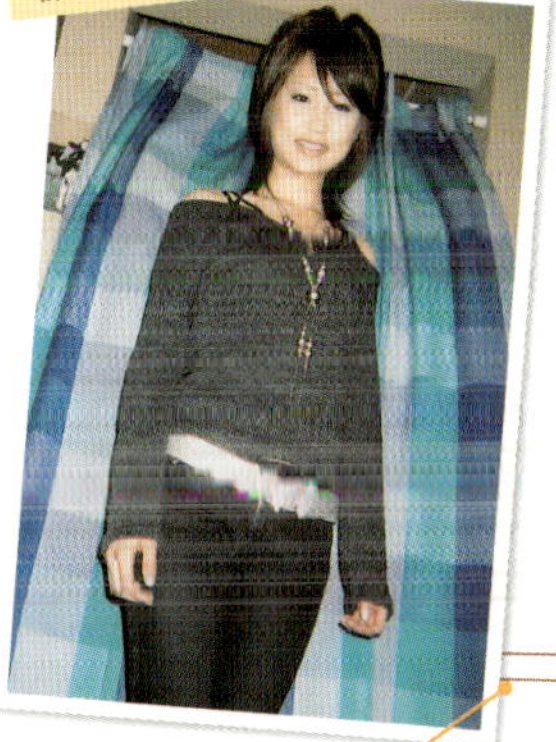

LESSON 6

ノンストレスで楽しむ！
ダイエットを続ける秘訣

食べたいものが自由に食べられない……

ダイエットにはストレスがつきもの。

でも、インナービューティーダイエットは

がまんせず、心に負担をかけずに続けられます。

その理由を学んでいきましょう！

Lesson 6

インナービューティーダイエットを楽しく続けるコツ

インナービューティーダイエットは挫折やリバウンド知らず。
なぜなら、がまんしなくても楽しく続けられるから。
そのために意識したい6つのコツを公開します！

炭水化物、スイーツなんでも食べてOK！

ダイエット中は外食して食べ過ぎたり、甘いものを食べたりすると後で落ち込んでしまうことも。けれども落ち込む必要はまったくありません。なぜならそんなときこそ、食事を整えるチャンス。翌日にきちんとメンテナンスをすれば問題ないのです。

メンテナンスの基本は、自宅で野菜中心の料理を作ること。食べ過ぎた程度によって夜だけ炭水化物を抜いたり、外食で肉を食べ過ぎたら肉を抜いたりして調整して。野菜がたっぷり摂れる調理法・ウォータースチーム（詳しくはP.46へ）もおすすめです。食べ過ぎてもすぐにメンテナンスをしてメリハリのある食生活を送れていれば太ることはないのです。

ただし、メンテナンスはできるだけ早めに実行すること。時間が経つほど危機感がやわらいで、しかも脂肪に変わりやすくなってしまうからです。

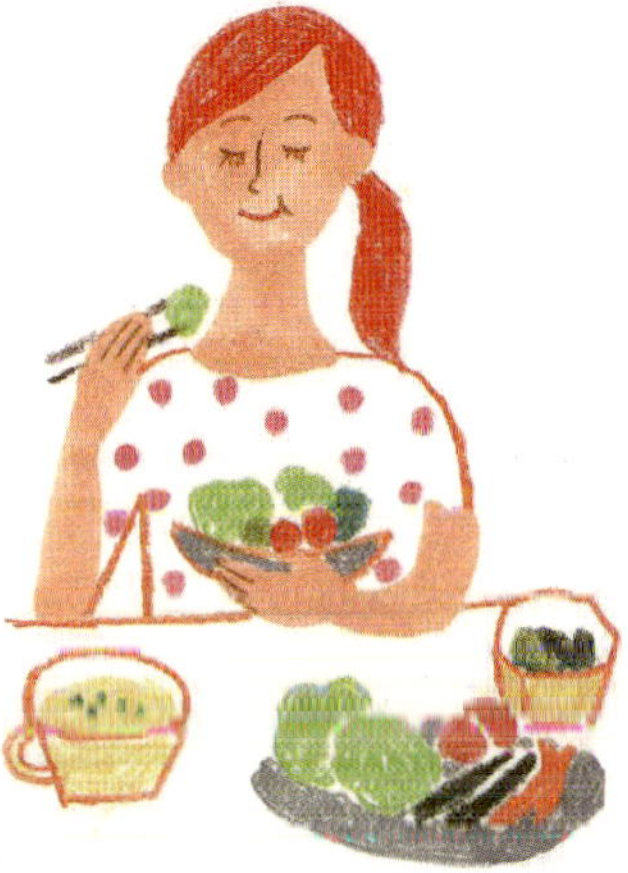

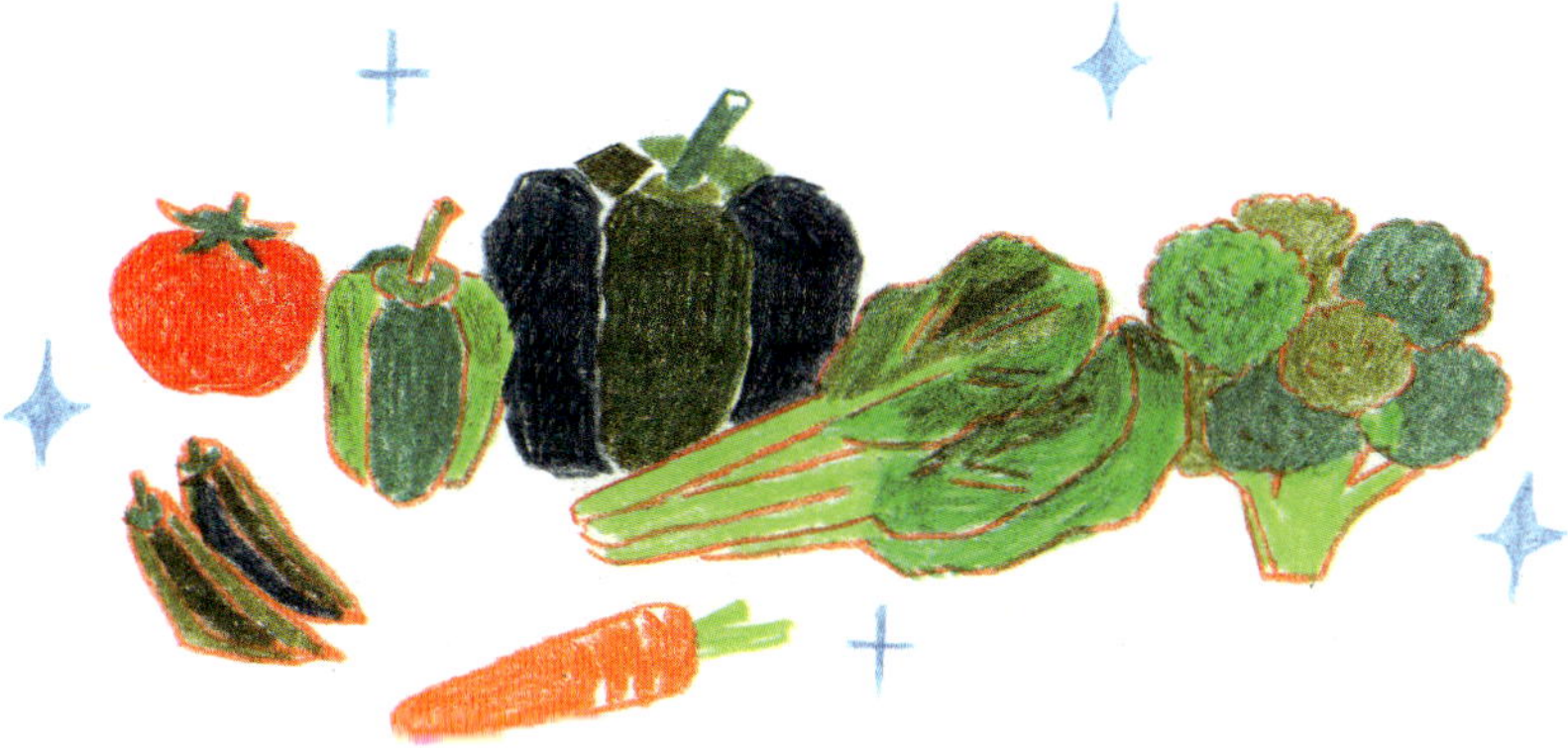

野菜をジャンクに
おいしく食べる！

インナービューティーダイエットの基本は野菜中心の食生活。でも野菜中心というと物足りない印象がありませんか？　そこでまずめざしたいのが、「また食べたい」と思えるように野菜をおいしく食べること。そのためには自分好みの市販のドレッシングを使ってもOK。ただし市販のものは添加物が入っていることがあるので、野菜を食べる習慣が身についたら卒業し、シンプルなものをたっぷり使って味付けをしましょう。亜麻仁油や天然の塩をたっぷりかける、練りゴマや豆腐を加えてバリエーションを増やすといった工夫で野菜をおいしく食べ続けられるのです。

かわいいキッチンで
モチベーションが急上昇

体の内側から美しくなってやせるためには、家での料理が基本です。でも料理が苦手な人は、キッチンに立つことすら憂うつに感じてしまうかも。ならば、キッチンについ足を運びたくなる自分好みの空間にしてみては？

調理器具やキッチン雑貨、食器などを自分好みのかわいいものだけで揃えてみるのです。まずはお気に入りのエプロンを１枚用意するだけでも、モチベーションが上がるはず。

女性は視覚からの影響を強く受けやすいもの。目に入ってくるもののレベルを上げると、自分自身もそれに見合った女性に思えてくるのです。

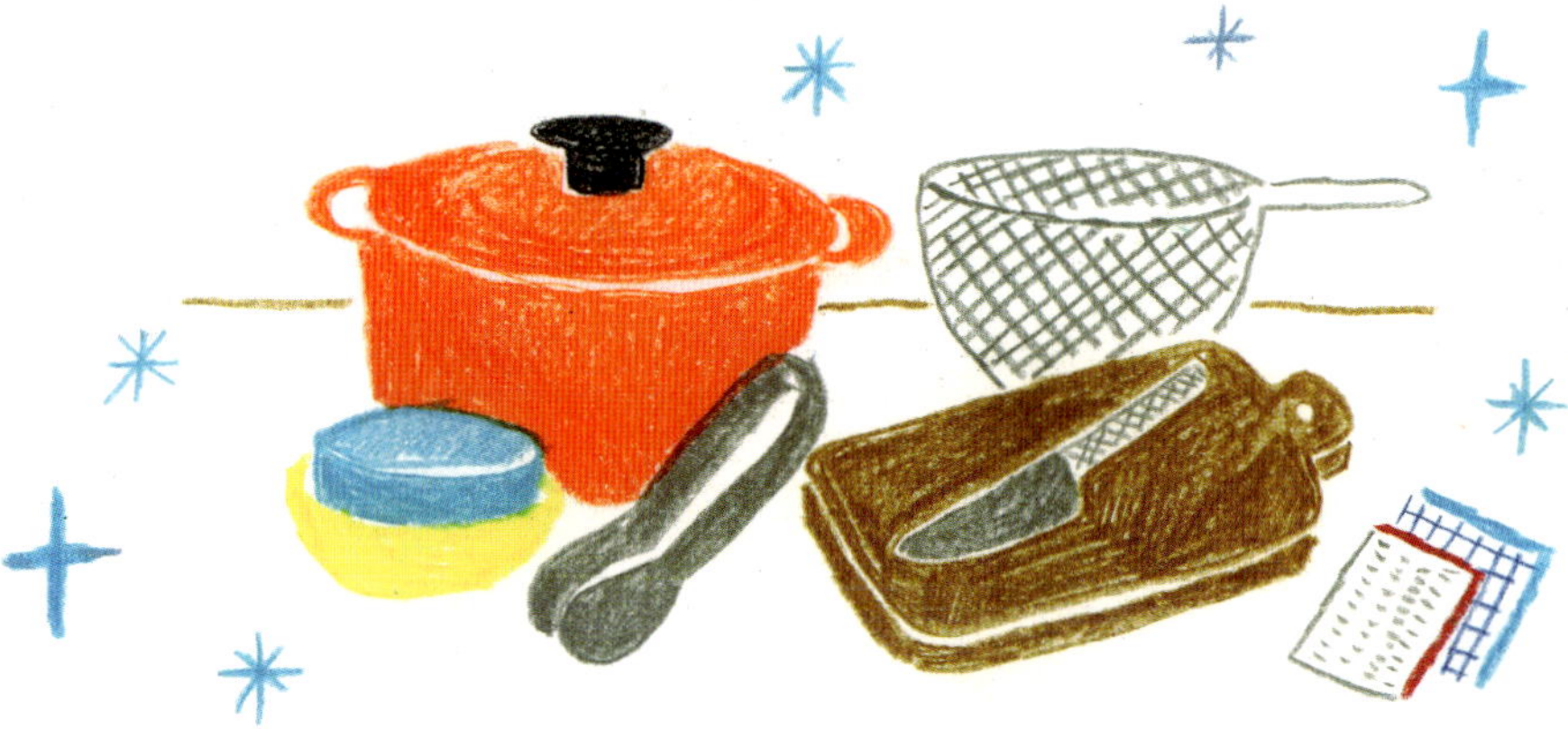

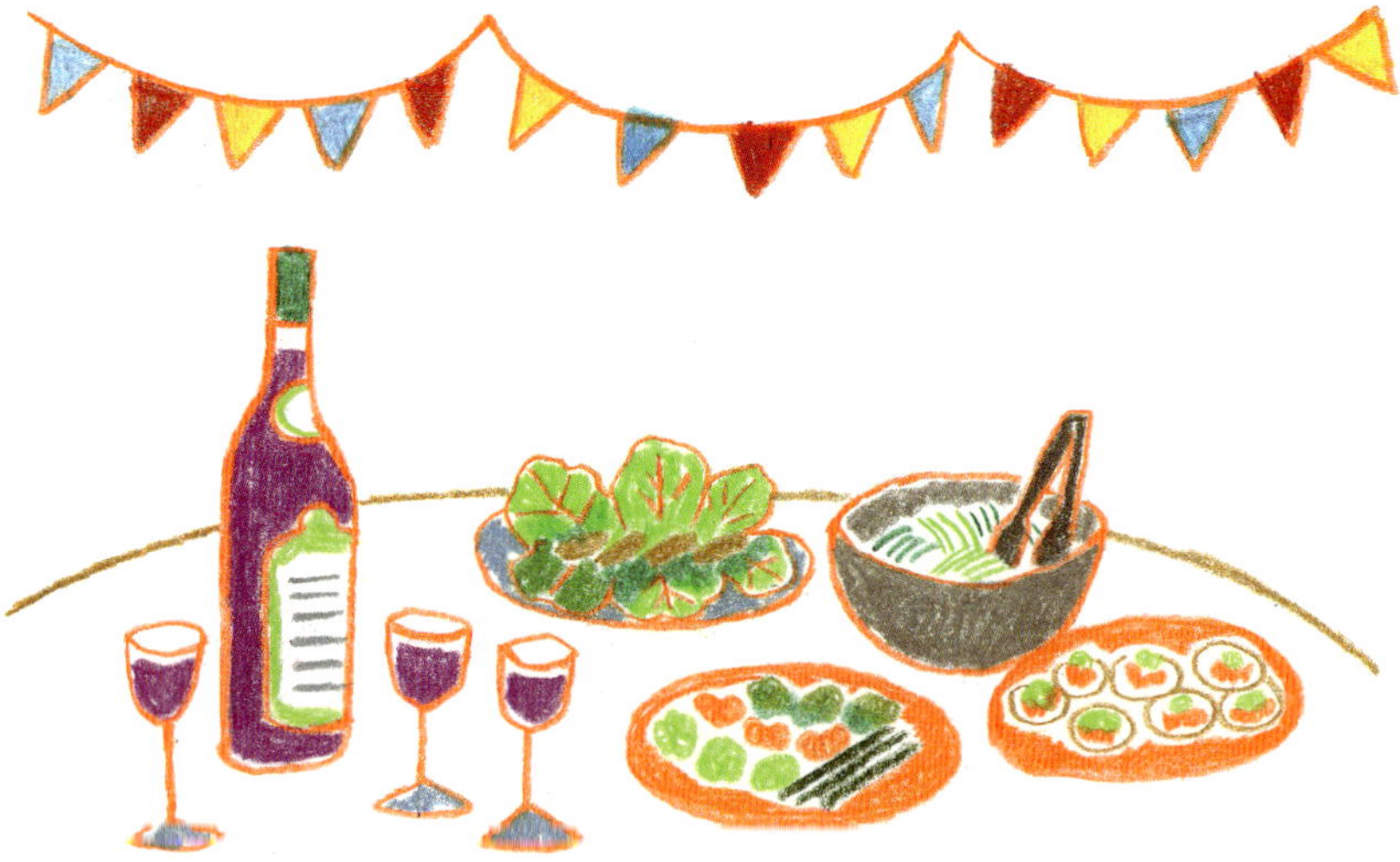

自炊を長続きさせる秘訣は
ホームパーティー！

自炊をするようになると最初のうちは新鮮で楽しく感じるものですが、だんだん飽きて挫折してしまいがち。そんなときに効果的なのが、料理を誰かにふるまうこと。女性は自分のためだと手を抜きがちですが、誰かのためだと思えるとパワーが出るものなのです。野菜中心のヘルシー料理であれば、周囲からの評価もアップするはず。自分の料理をほめてもらったり、感謝されたりすることがきっかけとなり、さらに料理への意欲が上がるのです。

ホームパーティーを開いて友達を招いたり、料理の写真を撮ってSNSに投稿してみるのもおすすめです。

反省無用！
イヤなことにはフタをしよう

これまでさまざまなダイエットを繰り返してきた人には、がんばり屋さんが多いもの。がんばる人はドカ食いをしてしまったり、甘いものを食べ過ぎてしまったりすると、すぐに自分を責めてしまいがち。でも自分を責めてしまうと「どうせ私はダメだから」と諦めてしまい、次の一歩を踏み出せなくなります。

そんなときは自分に言い訳をしましょう。「今日は○○さんに誘われたから仕方ない」「がんばっているんだから今日は特別」というように自分のせいではないと思って大丈夫。自分をつねに肯定していれば「明日またいいことがある」とすぐに前向きになれます。

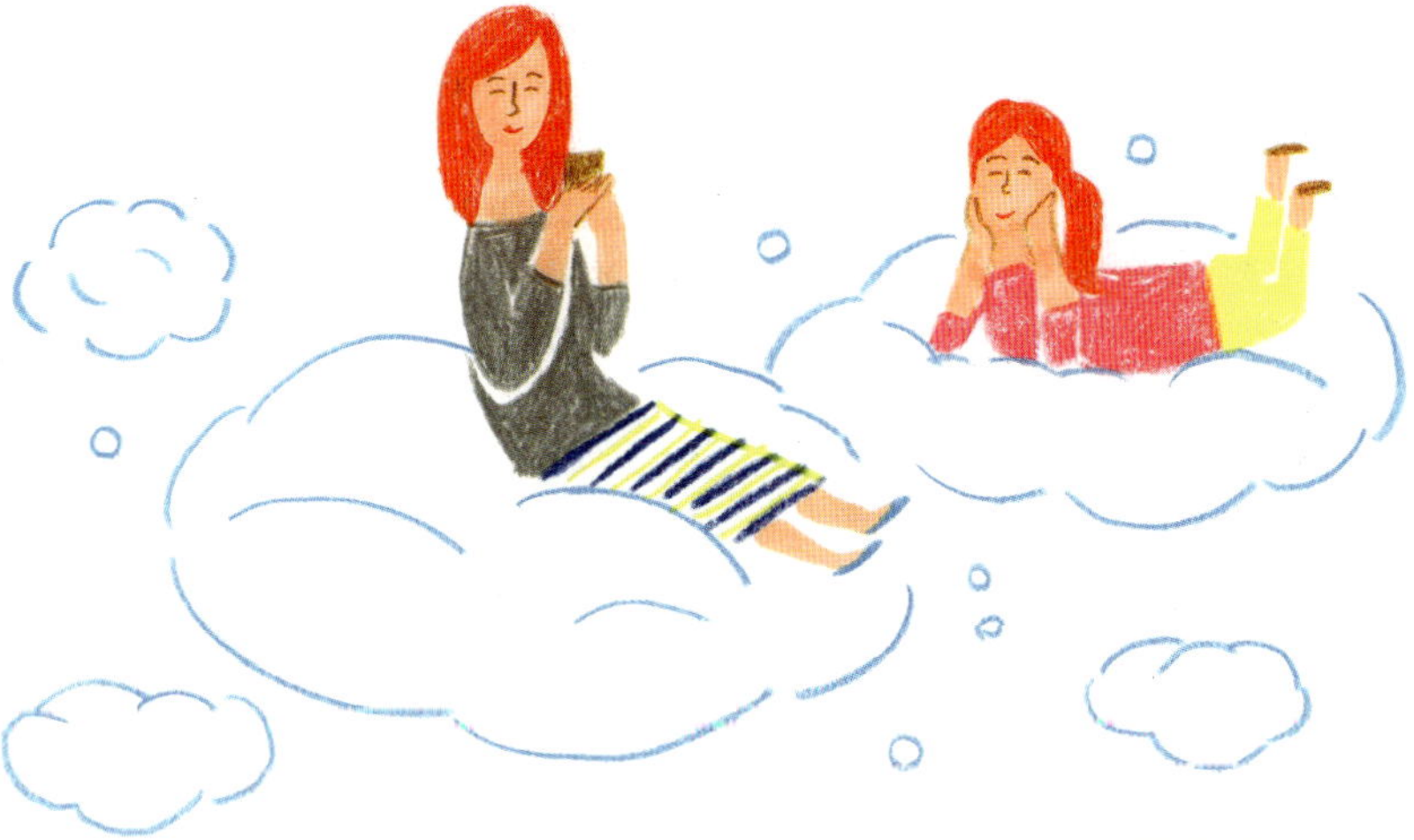

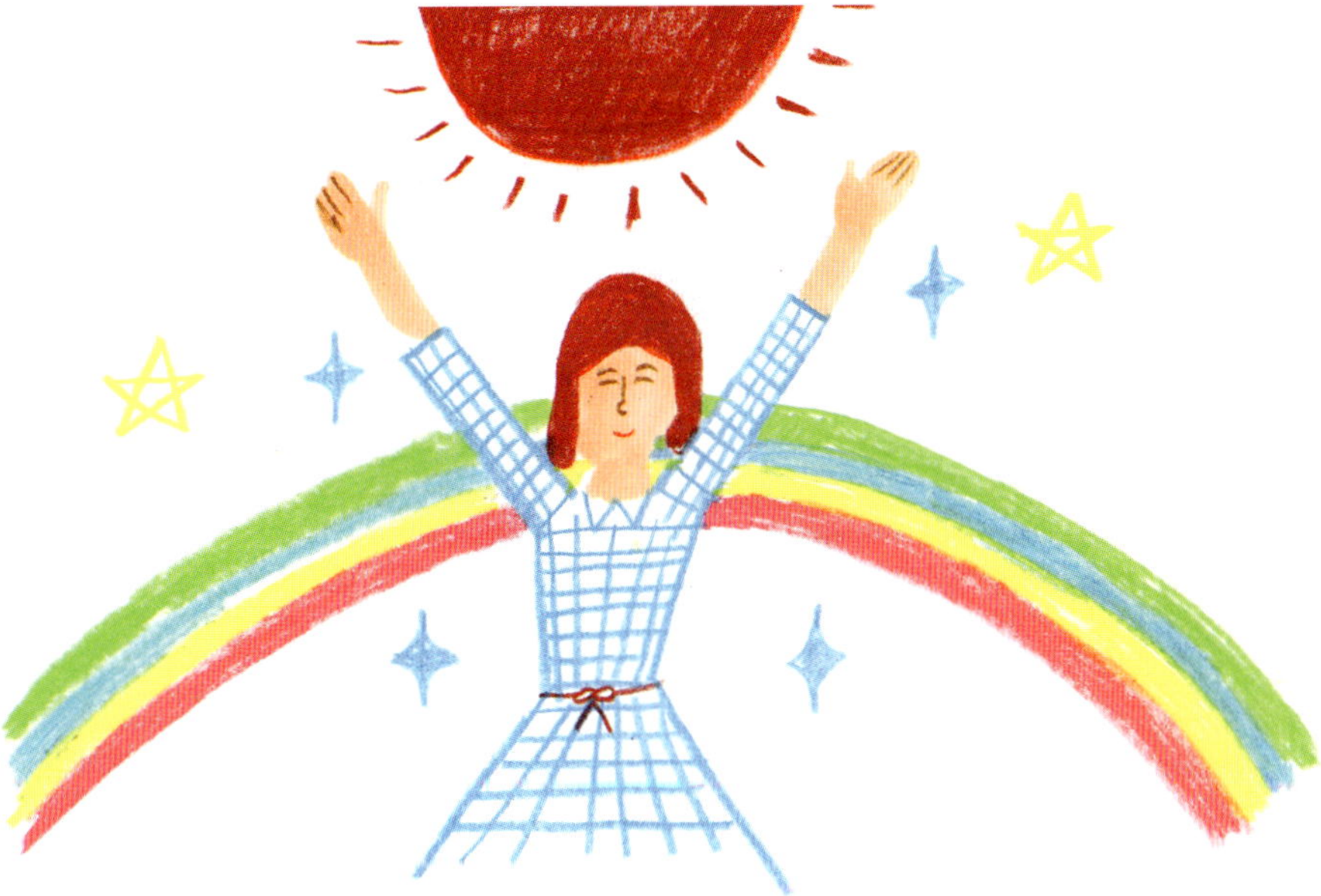

ナルシストになれば やせるサイクルが生まれる

調味料にこだわっている自分、スーパーに並んでいる野菜を見て旬を感じている自分……素敵だと思いませんか？　自分を客観視してナルシストになると、毎日ワクワクするもの。

自分を素敵だと思えると、脳内に幸福物質が分泌されます。これは、甘いものを食べたときに出る脳内物質と同じもの。つまり自分を素敵だと思えたら、甘いものに依存しなくなるのです。また、自分をほめると副交感神経が優位に働き、胃腸の働きが高まって消化吸収がスムーズになります。ナルシストになれば、やせる好循環が生まれるというわけです。

INTERVIEW

インナービューティーダイエットで綺麗になった女性たち

CASE1

須藤瑠美さん（28歳）
インナービューティーダイエット専門
クッキングサロン講師

妊婦さんに間違えられて ダイエットを一大決心！

栄養士として働いていた須藤瑠美さん。インナービューティーダイエットと出合ったことがきっかけで、彼女の人生がガラリと変わりました。

「健康診断で〝太りすぎだからやせなさい〟と言われたり、妊婦さんに間違えられて、電車で席を譲られたとき、ダイエットを決意しました。あの頃はファストフードやスナック菓子ばかり食べていたので、標準体重をはるかにオーバー。吹き出ものもいっぱいで、鏡に映る自分を見るのがイヤでした」

ダイエットサロンの門をたたいたのは、ホームページやブログで、きれいに変わっていく女性たちを見たのがきっかけ。〝私もこんなふうにきれいに輝きたい〟と強く思ったのだとか。

「サロンに初めて行ったときに感じた〝自分もきっと変われる〟〝絶対きれいになれる〟というワクワク感が今でも忘れられません。あとは、サロンで教えていただいたインナービューティーダイエットを実践しただけ。運動もしていないのにどんどん体重が減っていき、体脂肪が7％ダウン、洋服のサイズも2サイズダウン。肌アレもすっかりなくなりました」

ダイエットの効果はそれだけではありません。

「食生活を変えたことで、気持ちが前向きになりました。ダイエット中にインナービューティープランナーの資格を取ったので、春からダイエットサロンで働きはじめるんです！　人前でしゃべることが苦手な以前の私なら、考えられませんでした。インナービューティーダイエットが、私の人生をいいほうへ導いてくれたんです」

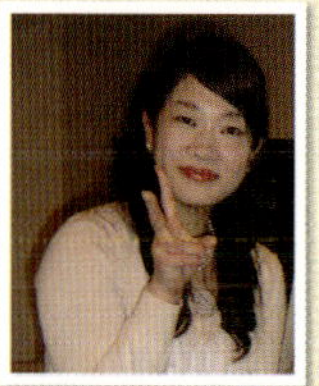

Before

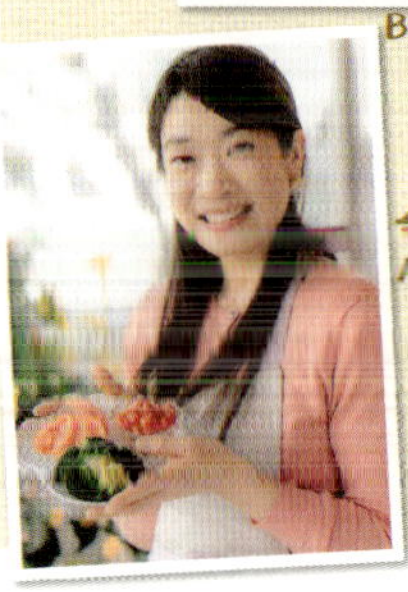

After

2カ月間で
7kg減！

CASE2

松村 彩さん（33歳）
看護師

体がきれいになる食事法で同じ悩みを抱える女性を救いたい

病院の看護師として働く松村彩さんが、ダイエットサロンに通いはじめたきっかけは、食に関する正しい知識を身に付けたかったから。

「雑誌やウェブなどの情報から、ファストフードやコンビニエンスストアで売られている食べものが体によくないというのは知っていました」

とはいえ、身近で便利、価格が手頃なファストフードやコンビニエンスストアの食べものを断ち切ることはできなかったのだとか。

「仕事が不規則でそのストレスから暴飲暴食に。ハンバーガーやフライドポテト、パンやお菓子、炭酸飲料などを毎日大量に食べたり飲んだりしていました。体には悪いとわかっていながら手を出しては自己嫌悪に陥るという、負のスパイラルの繰り返しでした」

サロンでインナービューティーダイエットの正しい知識を学び、実践していくうちに、食生活の乱れも改善されました。

「ファストフードやコンビニから足が遠のいていきましたね。食生活が自然に整って、5カ月で8kgやせたんです！」

インナービューティーダイエットで体が内側からきれいになった彼女。最近、それが健康診断でのデータで証明されたそう。

「中性脂肪が94↓47に。悪玉コレステロール値が126↓76に減りました。この結果で、インナービューティーダイエットが、病気の予防に役立つことが証明されました。今はまだどんな形かわかりませんが、私と同じような悩みを抱える女性たちに、正しい食事法を伝えていけたらいいなと思います」

5カ月間で
8kg減！

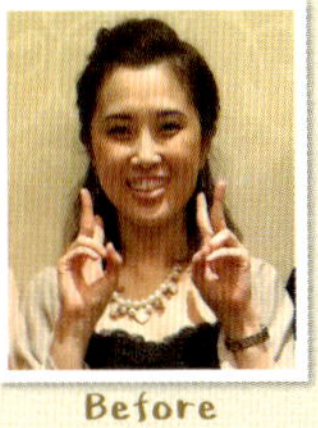

Before

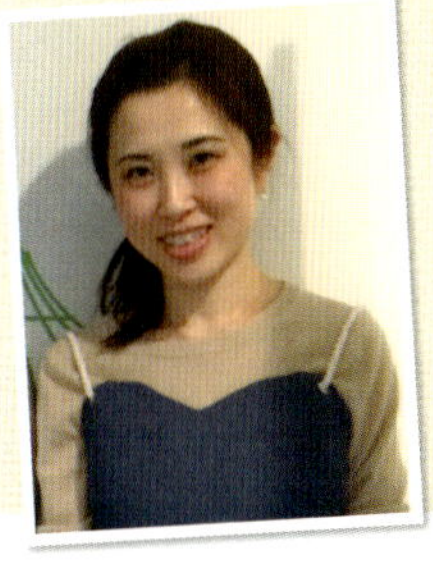

After

CASE3

鐘《かね》ヶ《が》江《え》美和子さん（40歳）

キャリアカウンセラー・マナーデザイナー

好きなだけ食べていたので ダイエットという感覚はなかった

普段は学生にビジネスマナーを教えているという、カウンセラーの鐘ヶ江美和子さん。彼女がインナービューティーダイエットと出合ったのは書店でした。

「『美人はコレを食べている。』を読んで、〝口に入れるものはきちんといいものを選ぶこと〟〝食べものは裏切らない〟という文章をみて、インナービューティーダイエットを実践してみようと思いました」

本を参考にして、食事を野菜中心に変え、ウォータースチームで調理をして、よくかんで食べることを心掛けたのだとか。

「毎日体重を測っていたんですが、2週間に1kgのペースで体重が減っていきました。ダイエットサロンに通い始めてからは、周りの生徒さんがとても美意識が高く、前向きに取り組んでいたので、私のモチベーションがさらにアップしました」

インナービューティーダイエット中にツラいことはなにひとつなかったという鐘ヶ江さん。

「食べすぎた次の日にはメンテナンスをすればいいし、お腹いっぱい食べることもできたのでムリせずにやせられました」

スリムになったおかげで楽しくなったのは、なんといっても洋服選びなのだとか。

「今までは、体型のせいで着られない洋服も多かったんですが、今はなにも気にせずに買えるのがうれしいです！」

さらに最近、ジムに通い始めた彼女。

「ジムのトレーナーが〝一度やせたあとに運動をして、筋肉をつけるときれいな体型になれる〟と教えてくれました。これからは、ボディラインにさらに磨きをかけるのが楽しみです」

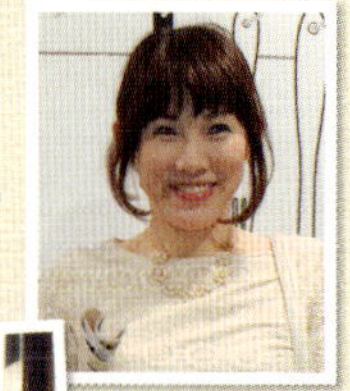

Before

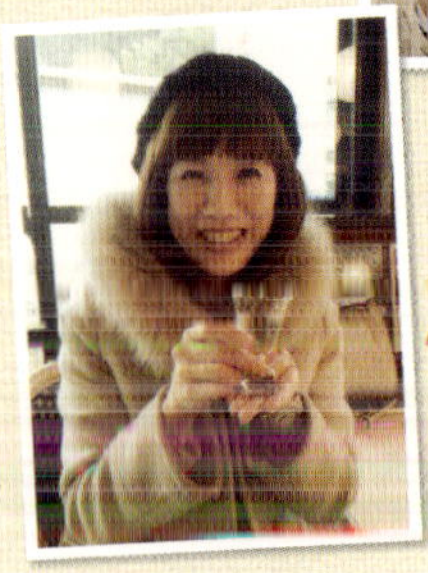

After

8カ月間で11kg減！

EPILOGUE

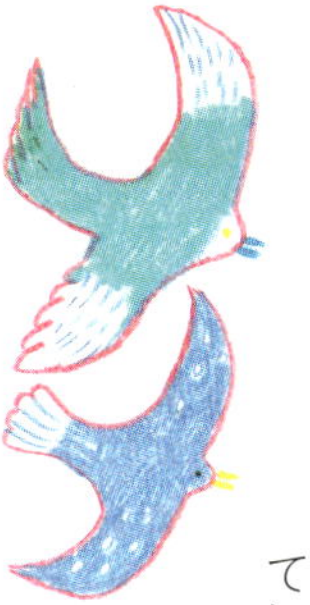

最後までお読みいただきありがとうございました。読み終えた後、自分の未来の可能性にワクワクしていただけたら、これほどうれしいことはありません。

私は過去、ダイエットで苦しんだとき、食事はただツラいものだと思っていました。けれど旬の野菜の魅力を知り、自分の体を大切に思いながら食べる方法を知った今は、1日3度の食事が喜びに満ちています。食べ方に正解はなく、すべては自分の想い次第。なりたい自分に向かって選択するという姿勢が、ステキな人生を運んでくれます。

本著を作るにあたって、私の想いを真剣に受けとめ形にしてくださった河出書房新社の飯島さま、コランヴァの大坪さま、村松さま。3年間ずっと支え続けてくださり、誰よりも私も理解してくださっている事務所スタッフの阪口さん、小林さん、このような環境を用意してくださっている谷口さん。いつも私も支え、一緒にインナービューティーダイエットを伝えていこうと努力をするサロンの講師陣、輝く笑顔を見せてくださる生徒さま、そして本書を手にしてくださったみなさま、たくさんの方々の支えがあったからこそ、今の私がいます。この場を借りて心より感謝いたします。

これからも歩みを止めず、情熱を燃やし、夢を描き、そして、それを確実に形にしていきます。あなたの明日が希望に満ちた笑顔でいっぱいのものでありますように。

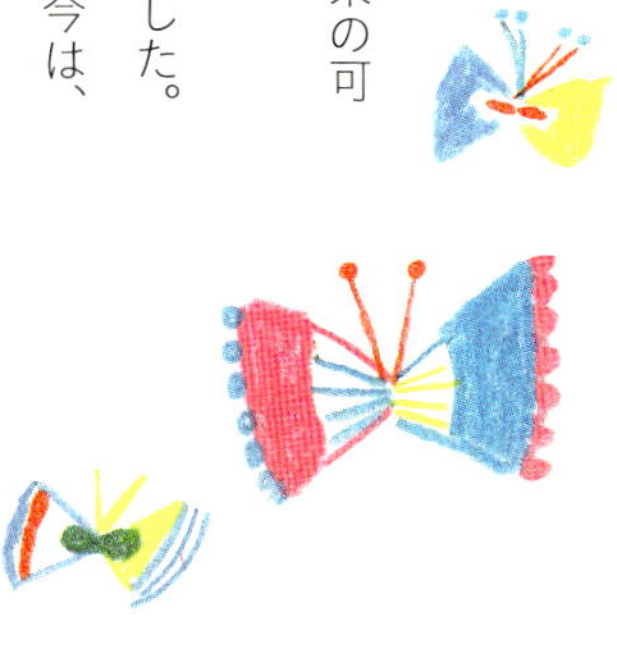